药学基础化学实验

（第2版）

主　编　廖昌军　明　新　邓晶晶
副主编　廖丽云　秦　琴　尤思路

西南交通大学出版社
·成　都·

图书在版编目（CIP）数据

药学基础化学实验 / 廖昌军，明新，邓晶晶主编
. —2 版. —成都：西南交通大学出版社，2018.8（2023.6 重印）

ISBN 978-7-5643-6393-2

Ⅰ. ①药… Ⅱ. ①廖… ②明… ③邓… Ⅲ. ①药物化学 – 化学实验 – 高等学校 – 教材 Ⅳ. ①R914-33

中国版本图书馆 CIP 数据核字（2018）第 204990 号

药学基础化学实验

（第 2 版）

主编　廖昌军　明 新　邓晶晶

责任编辑　罗在伟
封面设计　何东琳设计工作室

出版发行　西南交通大学出版社
（四川省成都市金牛区二环路北一段 111 号
西南交通大学创新大厦 21 楼）
邮政编码　610031
发行部电话　028-87600564　87600533
官网　http://www.xnjdcbs.com
印刷　四川森林印务有限责任公司

成品尺寸　185 mm × 260 mm
印张　14
字数　345 千
版次　2018 年 8 月第 2 版
印次　2023 年 6 月第 6 次
定价　38.00 元
书号　ISBN 978-7-5643-6393-2

本书编委会

主　编　廖昌军　明　新　邓晶晶

副主编　廖丽云　秦　琴　尤思路

编　委　王　茜　代　晶　朱　军

刘冬恋　巫传玲　杨万清

李　智　李婷婷　辛　莹

陈风雷　熊　静　胡雪梅

王宏丽

前　言

高等医学院校的教学形式主要有理论教学和实验教学两种。近年来，实验教学的重要性已被众多教育专家所认同，实验教学对培养和促进学生的科研思维和实际动手能力起着非常重要的作用。

省属本科高校必须把人才培养目标定位于培养应用型人才，而应用型本科人才是把一般科学理论应用于各类实践活动的人才，他们是介于研究型人才与技能型人才之间的一个人才层次。为贯彻落实《国家中长期教育改革和发展规划纲要》和《成都医学院十三五规划》的精神，加强实验室、校内外实习基地、课程教材等基本建设。推进高校实验教学内容、方法、技术、手段、队伍、管理及实验教学模式的改革与创新，支持学生参与科学研究，强化实践教学环节，加强学生实践能力和创新精神培养。《药学基础化学实验》是将无机化学、有机化学、分析化学、物理化学等经典实验内容进行有机组合后编写而成的。在第一版教材的基础上，增加了实验内容，同时利用多媒体技术将传统的实验操作视频、仪器标准操作规程、仪器操作视频和虚拟实验操作等进行数字化处理，转化为适用于各类电子终端的数字化教材。旨在通过对本课程的理论学习和相应的实践操作，提高学生基础化学实验技能与分析解决问题的能力，实现学生创新意识、应用能力全面协调发展，为药学专业实验的学习打下坚实的基础。同时将“育人为本、德育为先”的教育理念引入专业实践教学内容中，整合配备实验教学师资资源、依托中药药剂学实验室与结构特异性小分子药物实验室两个省厅级重点实验室，构建“基本技能训练实验、综合性实验和设计性实验”以及德育教育相结合的新型药学应用型人才培养实践教学体系。

本书共计二十六章。第一章的内容为实验室基础知识，这是每一个进入实验室进行实验工作的人员的必备常识，主要论述了实验室安全与环保、实验基本规则及常识、实验记录的基本知识和实验数据获取、分析及处理的基本知识。第二章至第八章的内容主要为化学基础知识与基本操作技能，分别介绍了药学专业学生必备的化学技能操作实验。第九章至第十四章的内容主要为无机化学、有机化学、分析化学容量分析等实验内容。第十五章至第十九章的内容主要为仪器分析方法。第二十章至第二十五章主要为物理化学的实验内容。第二十六章为设计性实验。在实验项目的设置上，着力体现学科交叉、融合的特点，做到验证性、基础性、综合性和设计性实验的有机结合，实现实验教学内容与科研、社会应用实践密切联系。

本教材可供全国高等医药院校药学、药物制剂、医学检验等专业的学生使用，亦可作为高等职业技术教育药学相关专业教材或自学教材。

本书编委会

2018 年 5 月

目　录

第一章　实验室基础知识

第一节　实验室安全及环保

实验室是教学科研的重要基地，其安全管理是实验工作正常进行的基本保证。在实验室中，实验人员经常与毒性很强、有腐蚀性、易燃烧和具有爆炸性的化学药品直接接触，常常使用易碎的玻璃和瓷质器皿，甚至在煤气、水、电等高温电热设备的环境下进行着紧张而细致的工作，因此必须十分重视实验室的安全工作。

一、实验事故的防护

1. 眼睛安全防护

在实验中，可能会因为意外事故发生而伤害眼睛。例如，腐蚀性化学药品或试剂溅入眼睛而灼伤或烧伤，碎玻璃等坚硬物质刺伤眼睛，化学药品或试剂爆炸损伤眼睛等。因此，在实验中应注意保护眼睛，必要时应佩戴护目镜。一般化学药品溅入眼睛时，应立即用洗眼液或者大量的清水冲洗眼睛。若发生意外事故，必须尽快处理，并到医院进行治疗。

2. 预防火灾

在实验中经常会使用一些易挥发、易燃的有机试剂和溶剂，如甲醇、乙醇、丙酮、氯仿等。为防止火灾事故的发生，实验室内要保持良好的空气流通，禁止吸烟。实验中使用明火时，应先注意是否有人正在使用易燃、易爆的溶剂或气体，若有人使用，则应禁止同时使用明火。正确地使用各种加热仪器，避免因不当使用电炉等加热仪器而引发火灾。

预防火灾必须严格遵守以下操作规程：

（1）严禁在开口容器和密闭体系中用明火加热有机溶剂，只能使用加热套或水浴加热。

（2）废有机溶剂不得倒入废物桶，只能倒入回收瓶，以后再集中处理。量少时用水稀释后排入下水道。

（3）不得在烘箱内存放、干燥、烘焙有机物。

（4）在有明火的实验台面上不允许倾倒有机溶剂或放置盛有有机溶剂的开口容器。

实验室中一旦发生火灾，切不可惊慌失措，要保持镇静，首先应立即熄灭附近所有的火源，切断电源，移开未着火的易燃物，再根据具体情况正确地进行灭火处置或立即报火警（火警电话 119）。

（5）注意一些能在空气中自燃的试剂的使用与保存（如煤油中的钾、钠和水中的白磷）。

一般灭火方法如下：

（1）容器中的易燃物着火时，用灭火毯盖灭。

（2）乙醇、丙酮等可溶于水的有机溶剂着火时，可以用水灭火。汽油、乙醚、甲苯等有机溶剂着火时，不能用水，只能用灭火毯或砂土盖灭。

（3）导线、电器和仪器着火时不能用水和二氧化碳灭火器灭火，应先切断电源，然后用 1211 灭火器（内装二氟一氯一溴甲烷）灭火。

（4）个人衣服着火时，切勿慌张奔跑，以免风助火势，应迅速脱衣，用水龙头浇水灭火，火势过大时可就地卧倒打滚压灭火焰。

3. 一般性事故的防护

在实验过程中不慎发生受伤事故时，应立即采取适当的急救措施：

（1）割伤。实验中由于玻璃仪器的使用和操作不当，例如，切割玻璃管或玻璃棒，将玻璃管插入橡皮管或橡皮塞，装配或拆卸玻璃仪器不规范等，都可能使玻璃仪器破损，致使玻璃碎片割伤手指。发生割伤事故时，可先用无菌水清洗伤口，并取出碎玻璃，再用无菌绷带或创可贴进行包扎。如伤口较大或流血较多，则应注意压紧或扎住主血管止血，并立即送医院治疗。

（2）烧伤、烫伤。实验中有时会发生烧伤或触及炽热物体导致的烫伤事故。一般的轻度烧伤、烫伤，可先用冷水或冰水等浸润处理，再涂抹药膏；严重的烧伤、烫伤则应立即送医院治疗。

（3）化学试剂的灼伤。实验时，被化学试剂灼伤时有发生，例如刺激性气体对皮肤和呼吸道的灼伤，酸或碱造成的皮肤灼伤等。酸灼伤应用 3% ~ 5% 的碳酸氢钠溶液淋洗；碱灼伤应用 2% 的醋酸溶液或 1% 的硼酸溶液淋洗，然后用大量清水冲洗 15 min；酚触及皮肤引起灼伤时，应该用大量清水冲洗，并用肥皂和水洗涤，忌用乙醇；卤素及无机酸气体易造成吸入性呼吸道灼伤，如发生较大量的吸入，则应及时送医院治疗。

（4）煤气中毒。发生煤气中毒事故时，应到室外呼吸新鲜空气，严重时应立即到医院诊治。

（5）水银中毒。水银容易由呼吸道进入人体，也可以经皮肤直接吸收而引起积累性中毒。严重水银中毒的征象是口中有金属气味，呼出气体也有气味，流唾液，牙床及嘴唇呈黑色，淋巴腺及唾液腺肿大。若不慎水银中毒，应送医院急救。急性中毒时，通常用碳粉或呕吐剂彻底洗胃，或者食入蛋白（如 1 L 牛奶加 3 个鸡蛋清）或蓖麻油解毒，并使之呕吐。

（6）触电。触电时可按下述方法之一切断电路：① 关闭电源；② 用干木棍使导线与触电者分开；③ 让触电者和土地分离。急救时，急救者必须做好防止触电的安全措施，手或脚必须绝缘。

（7）爆炸。常压操作加热反应时，切勿在封闭系统内进行，在反应进行时，必须经常检查仪器装置的各部分有无堵塞现象；减压蒸馏时，不得使用机械强度不大的仪器（如锥形瓶、平底烧瓶、薄壁试管等），必要时，要戴上防护面罩或防护眼镜；使用易燃易爆物（如氢气、乙炔和过氧化物）或遇水易燃烧爆炸的物质（如钠、钾等）时，应特别小心，严格按操作规程操作；若反应过于猛烈，要根据不同情况采取冷冻和控制加料速度等措施。

二、化学试剂的储存及使用

1. 化学试剂的储存

实验室不能储存过多的化学试剂药品，尤其是不稳定，低沸点，易挥发，对光、湿、热敏感，毒性大的化学试剂。实验室使用化学试剂应遵循按需领取、安全管理和规范使用的原则。

被储存的化学试剂应有明确的标签，并按要求存放。液体应存放在细口玻璃瓶中，固体应存放在广口玻璃瓶或广口塑料瓶中；对光敏感的试剂药品应存放在棕色玻璃瓶中，并避光存放；对湿、热敏感的化学试剂要严格密封储存；对于一些毒性大或危险性大的化学试剂，如金属钠、氰化钠、活性镍等要由专人负责，并严格按规定保管储存。常用的一般性试剂药品存放在实验架上，易产生挥发性气体的化学试剂应存放在通风橱内。

2. 化学试剂的使用

实验人员了解所使用化学试剂的理化性质，做到安全使用，应注意如下几个方面：

（1）用于化学实验的化学试剂无论是否有毒，一律不能入口。

（2）应使用干净的药匙取用试剂。1 支药匙不能同时取用 2 种试剂，药匙每取完 1 种试剂后，都应将其擦拭干净。

（3）开启易挥发液体的瓶塞时，瓶口不能对着眼睛，以防瓶塞启开后，瓶内蒸气喷出，伤害眼睛。

（4）使用易燃、易爆的有机溶剂时，要避开明火，保持实验室良好的通风；使用易挥发的化学试剂时，应在通风橱内进行，减少试剂的吸入；对于毒性大的化学试剂，要在教师的指导下使用，戴橡皮手套和防毒面具操作，同时应做好防护工作；易潮解、风化的试剂，用毕要将瓶盖盖严，长时期不用时，可用石蜡将瓶盖密封，或用胶套封口，并在低温干燥处保存。

（5）试剂取出后，未用完的剩余部分不能再放回原瓶，以免污染原瓶试剂。

（6）实验后的反应物残渣、废液，应倒入指定容器内，对于危险品（如白磷、金属钠、浓酸、强氧化剂和有机溶剂及毒品），必须经过处理后才能倒入废液桶。

三、实验室环保

实验室应保持整洁、明亮、通风、环保。实验室“三废”的处理是实验室环保的重要内容。各类废物按固体、液体、有机物、无机物等分类存放，集中处理，不得随意倒入下水道或混合处理。

1. 废弃物的分类

（1）易燃性：废弃物的着火点等于或低于 60 °C。

（2）腐蚀性：pH 在 2.0 以下或 12.5 以上的废弃物。

（3）反应性：具有化学不稳定性，能与空气、水或其他化学试剂起强烈反应，甚至引起爆炸的废弃物。

（4）有毒性：废弃物会对生物体造成破坏或引起功能紊乱，此种废弃物可能经由皮肤、呼吸或口服而导致急性或慢性疾病。

（5）传染性：带有生物或寄生虫，能使人类或动物致病的废弃物。

（6）生物累积性：化学物质通过呼吸、吞食或皮肤吸收进入生物体后，难以代谢和排泄，在体内短暂或长时间存在，累积而致疾病产生的废弃物。

（7）致突变性、致癌性或致畸胎性：废弃物内含某种物质，能使生物的遗传基因产生结构上的永久改变，或能诱发癌症，或导致后代躯体或官能缺陷的废弃物。

2. "三废"的处理办法

（1）微量化学物质可直接排入下水道。一般情况下，微量泛指清洗玻璃器皿的残存量。

（2）原则上具有上述特性，浓度或数量足以影响人体健康或污染环境的液体废弃物，不得排入下水道，应将该类废液分类，用安全容器收集储留，并在容器外壁用卷标纸明显标记出废液种类、名称及浓度，危险性药品应有明显标注。然后由各实验室负责人将平时产生的废液暂时储存，不得随意弃置。

（3）大部分空的化学试剂盛装容器均可视为一般废弃物丢弃，集中放置于垃圾间。所谓空容器泛指化学物容器经正常使用，容器内部仅存附着表面的微残余量的容器。

（4）若所使用的化学药品是属于环保局公告的毒性化学物质，则储存该类化学物质的容器均应用适当溶剂冲洗后再置于垃圾间，经冲洗后的溶剂废液应当作有害性废弃物处理。

（5）对于过期的化学药品丢弃时最好使用原包装，尤其是对固体废弃物或少量的毒性废弃物。

（6）化学废液混合前应考虑其兼容性，储存兼容废液种类不能太多，否则会影响进一步处理。一些较易产生爆炸危害的混合物列举如下：① 迭氮化钠与铅或铜的混合物；② 胺类与漂白水的混合物；③ 硝酸银与酒精的混合物；④ 次氯酸钙与酒精的混合物；⑤ 丙酮在碱性溶液下与氯仿的混合物；⑥ 硝酸与醋酸酐的混合物；⑦ 氧化银、氨水、酒精等废液的混合物。其他一些极易产生过氧化物的废液（如异丙醚），也应特别注意，因为过氧化物极易因热、摩擦、冲击而引起爆炸，此类废液处理前应将其产生的过氧化物先行消除。

（7）可燃性液体废弃物应收集在通风良好的储存空间，并设置灭火防火设备。

（8）废弃物储存容器应当慎选，对大部分的化学物质而言，聚丙烯（PE）材质最具耐受性，填装时应尽可能装满（达到容器容积的 2/3 左右），以便于运送和集中处理，容器必须无破损，在储存期间所有容器均应密封。

（9）所有容器外表应保持干净，方便人员搬运。

第二节　实验基本规则及常识

一、实验室基本规则

（1）实验前必须预习，明确实验目的，了解实验原理和方法。

（2）实验时必须遵守纪律，保持安静，不得随意走动或离开实验室。

（3）第一次进入实验室必须注意学习了解学校制定的安全规则及本实验室制定的实验室规则等，还应在教师指导下学会灭火器的使用。

（4）实验过程中必须遵守操作规程，注意安全，特别是使用易燃、易爆、有毒药品时，必须严格按照实验规定的方法、步骤和注意事项进行操作。仔细观察，准确记录实验现象和结果。

（5）爱护公物，节约使用药品、水、电和实验相关物品。公用仪器、药品和其他实验物品不得拿到自己的实验台上。

（6）取用试剂时要求按规定取用，用后随手盖好瓶塞，切不可错盖瓶塞。实验室内所有药品不得携出室外。用剩的药品应交还给老师。

（7）实验中，保持实验室、实验台的整洁，废纸、火柴梗等杂物应用烧杯装放，实验结束后倒入垃圾筐中，严禁乱丢。废液统一倒入废液桶中，不可倒入水槽或下水道中。有毒气体的实验应在通风橱内进行。

（8）使用仪器设备前必须首先掌握其使用方法及注意事项，安装检查合格后方可接通电源。注意使用完毕后，断电方式及仪器的规范收理，并作使用登记，请教师验收。

（9）不要用湿的手、物接触电源，水、电一经使用完毕，应立即关闭。

（10）加热试管内液体时，不能对着自己和他人。火源应远离易燃物品。不要俯视加热的液体。

（11）如遇意外事故，应立即报告教师，并采取相应措施。

（12）实验结束时，清理实验台，把所用的仪器洗净后放入柜内，如有损坏，须办理补领手续，并按有关规定赔偿。

（13）离开实验室前，由值日生打扫实验室卫生，按教师指导处理好废品，并关好水、电、门、窗，经教师同意后方可离开实验室。

二、实验室常识

（1）挪动干净玻璃仪器时，勿使手指接触仪器内部。

（2）量瓶是量器，不要用量瓶作盛器。带有磨口玻璃塞的量瓶等仪器的塞子，不能盖错。带玻璃塞的仪器和玻璃瓶等，如暂时不使用，则要用纸条把瓶塞和瓶口隔开。

（3）洗净的仪器要放在实验架上或干净纱布上晾干，不能用抹布擦拭，更不能用抹布擦拭仪器内壁。

（4）除微生物实验外，不要用棉花代替橡皮塞或木塞堵瓶口或试管口。

（5）不要用纸片覆盖烧杯和锥形瓶等。

（6）不要用滤纸称量药品，更不能用滤纸作记录。

（7）不要用石蜡封闭盛装精细药品的容器瓶口，以免掺混。

（8）标签纸的大小应与容器相称，可用大小相当的白纸代替，但绝对不能用滤纸。标签上要注明物质的名称、规格和浓度、配制的日期及配制人。标签应贴在试剂瓶或烧杯的 2/3 处，试管等细长形容器则将标签贴在上部。

（9）使用铅笔作标记时，要作在玻璃仪器的磨砂玻璃处；如用玻璃蜡笔或水不溶性油漆笔作标记，则作在玻璃容器的光滑面上。

（10）凡是反应产生烟雾、有毒气体和有臭味气体的实验，均应在通风橱内进行。橱门应紧闭，非必要时不能打开。

（11）用实验动物进行实验时，不允许戏弄动物。进行处死或解剖等操作时，必须按照规定方法进行，绝对不能用动物、手术器械或药物嘻戏玩耍。

（12）使用贵重仪器（如分析天平、比色计、分光光度计、酸度计、冷冻离心机、高效液相色谱仪等）时，应十分重视，加倍爱护。使用前，应熟知其使用方法，若有问题，随时请教指导实验的教师。使用时，要严格遵守仪器标准操作规程；发生故障时，应立即关闭仪器，并告知管理人员，不得擅自拆修。

（13）一般容量仪器的容积都是在 20 °C 下校准的。使用时，如温度差异在 5 °C 以内，容积改变不大，则可以忽略不计。

第三节　文献查阅及实验记录

一、文献查阅

在实验前应进行有关实验文献的查阅，可利用网络、图书馆等资源对关键词、作者和文章题目等项目进行检索，获取有用的信息，同时对收集的信息进行整理和加工。通过阅读信息了解相关研究的进展，加深对实验原理、实验方法、操作步骤和实验注意事项等的理解。

二、实验记录

准确、规范的实验记录可为科学研究者提供研究思路，减少或避免不必要的重复劳动，缩短研究时间，提高研究效率和水平。记述不清楚或伪造实验记录，会给科研工作带来不必要的麻烦和困难，甚至使科研工作误入歧途。因此，了解实验记录中存在的问题，规范实验记录的写作，有利于提高实验水平。

实验记录必须规范、真实。实验记录有统一的要求和格式，应采用专用的实验记录本，记录实验的内容应包括：实验时间、实验地点、实验室环境、实验名称、实验目的、实验原理、实验材料、实验方法与步骤、原始实验数据、实验现象、实验结果、实验分析、实验结论等。一些实验记录在研究方法、实验步骤等内容中记述过于简单，或实验记录不完整，导致其他研究人员参考实验记录时，难以重复实验结果。因此，必须做到实验记录的及时性、真实性、完整性，绝不能事后记录和随意记录，否则，易养成不良的实验习惯，影响科学研究工作的开展。

实验报告书写的基本要求：

（1）实验目的：相当于论文前言部分，但不要求提供实验背景，只需要说明为什么要进行该项实验，拟解决什么问题，具有什么意义等。

（2）实验原理：不能简单地照抄教材，应该用精炼的语言归纳出完整的内容，需要注意使用科学术语。

（3）实验材料：所用仪器、材料应介绍完全，包括名称、型号、规格、数量等，并注明所用药品试剂的来源及配制方法。

（4）实验方法与步骤：应该清晰准确，包括实验操作的方法和先后顺序及相应的时间、操作注意事项等内容，此外还包括实验数据的测量和选取方法及注意事项。

（5）实验结果：实验结果的书写主要包括文字描述、绘图及制表等形式。文字描述要求使用科学而精炼的语言对实验过程进行描述，注意不要使用口语化语言；绘图要求使用铅笔，应准备 2 H（或 3 H）及 HB 铅笔。生物绘图要求具有高度的科学性，形态结构要准确，比例要正确，要有真实感、立体感，力求精细而美观，画面要整洁，绘图的线条要求光滑、匀称。图的位置应该略偏左，右边用于书写注释及说明。图注一般在图的右边，要完整，注图线一般为直线，间隔要均匀，图注部分接近时可用折线，但不能交叉。图的下方应注明图名，如绘制显微结构，则还应注明放大倍数。实验数据较多时，也可用表格的形式给出处理结果。

（6）实验分析：实验结果分析是根据已知的理论知识对本实验结果进行实事求是、符合逻辑的分析推理，从而推导出恰当的结论，最好能提出实验结果的理论意义和应用价值。如果实验出现非预期的结果，绝对不能舍弃或随意修改，要对“异常”的结果进行分析研究，找出出现“异常”结果的原因。有时候也正好能从某种“异常”的结果中发现新的有价值的东西，从而实现新理论的建立，以及促进实验技术的改进等。此外，还可以就操作及实验结果中的难点和关键问题进行讨论。

（7）实验结论：实验结论应与实验目的相呼应。结论是从实验结果和讨论中归纳出概括性的判断，即是本次实验所能验证的理论的简明总结。实验结论不是实验结果的简单重复，不应罗列具体的结果，也不能随意推断和引申。如果实验结果未能说明问题，就不应勉强下结论。

第二章　基本技能实验

实验一　实验安全及基础操作技能训练

一、实验目的

（1）掌握常用玻璃仪器的洗涤和干燥。
（2）熟悉实验室常用仪器设备的使用。
（3）了解实验室安全及实验事故的防范。

二、仪器与试剂

仪器：100 mL 烧杯、25 mL 移液管、100 mL 容量瓶、25 mL 酸式滴定管、25 mL 碱式滴定管、250 mL 锥形瓶、250 mL 分液漏斗、电子天平、称量纸、纯水仪、温度计、布氏漏斗、循环水真空泵、洗耳球、洗瓶、玻璃棒、通风橱、烘箱、制冰机。

试剂：重铬酸钾、蒸馏水、凡士林。

三、实验内容

实验安全

1. 实验准备

在实验前应进行有关实验文献的查阅，可利用网络、图书馆等资源对关键词、作者和文章题目等项目进行检索，获取有用的信息，同时对收集的信息进行整理和加工。通过阅读信息了解相关研究的进展，加深对实验原理、实验方法、操作步骤和实验注意事项等的理解。

2. 实验数据记录

准确、规范的实验记录可为科学研究者提供研究思路，减少或避免不必要的重复劳动，缩短研究时间，提高研究效率和水平。记述不清楚或伪造实验记录，会给科研工作带来不必要的麻烦和困难，甚至使科研工作误入歧途。因此，了解实验记录中存在的问题，规范实验记录的写作，有利于提高实验水平。

CFDA（国家食品药品监督管理总局）在 2017 年 08 月 02 日发布了《药物非临床研究质量管理规范》（局令第 34 号）中，对药学实验研究中的原始实验记录的撰写有了严格要求，例如：

（1）原始数据：指在第一时间获得的，记载研究工作的原始记录和有关文书或者材料，或者经核实的副本，包括工作记录、各种照片、缩微胶片、计算机打印资料、磁性载体、仪器设备记录的数据等。

（2）电子数据：指任何以电子形式表现的文本、图表、数据、声音、图像等信息，由计算机化系统来完成其建立、修改、备份、维护、归档、检索或者分发。

（3）试验方案：指详细描述研究目的及试验设计的文件，包括其变更文件。

（4）偏离：指非故意的或者由不可预见的因素导致的不符合试验方案或者标准操作规程要求的情况。

《规范》中明确提出，药品研究实验记录是指在药品研究过程中，应用实验、观察、调查或资料分析等方法，根据实际情况直接记录或统计形成的各种数据、文字、图表、声像等原始资料。实验记录的基本要求是真实、及时、准确、完整，防止漏记和随意涂改，不得伪造、编造数据。

3. 实验数据处理

实验数据及其处理方法是分析和讨论实验结果的依据。常用的数据处理方法有列表法、作图法、逐差法等。

（1）列表法。在记录和处理数据时，常常将所得数据列成表。数据列表后，可以简单明确、形式紧凑地表示出有关物理量之间的对应关系；便于随时检查结果是否合理，及时发现问题，减少和避免错误；有助于找出有关物理量之间规律性的联系，进而求出经验公式等。

列表的要求是：要写出所列表的名称，列表要简单明了，便于看出有关量之间的关系，便于处理数据；列表要标明符号所代表物理量的意义（特别是自定的符号），并写明单位。单位及量值的数量级写在该符号的标题栏中，不要重复记在各个数值上；列表的形式不限，根据具体情况，决定列出哪些项目。有些个别的或与其他项目关联不大的数据可以不列入表内。列入表中的除原始数据外，计算过程中的一些中间结果和最后结果也可以列入表中；表中所列数据要正确反映测量结果的有效数字。

（2）作图法。作图法是将两列数据之间的关系用图线表示出来。用作图法处理实验数据是常用的方法之一，它能直观地显示物理量之间的对应关系，揭示物理量之间的联系。

在作图时必须遵守以下规则：

① 作图必须用坐标纸。当决定了作图的参量以后，根据情况选用直角坐标纸、极坐标纸或其他坐标纸。

② 坐标纸的大小及坐标轴的比例，要根据测得值的有效数字和结果的需要来确定。原则上讲，数据中的可靠数字在图中应为可靠的。我们常以坐标纸中小格对应可靠数字最后一位的一个单位，有时对应比例也适当放大些，但对应比例的选择要有利于标记实验点和读数。最小坐标值不必都从零开始，以便做出的图线大体上能充满全图，使布局美观、合理。

③ 标明坐标轴。对于直角坐标系，要以自变量为横轴，以因变量为纵轴。用粗实线在坐标纸上描出坐标轴，标明其所代表的物理量（或符号）及单位，在轴上每隔一定间距标明该物理量的数值。

④ 根据测量数据，实验点要用“+”“×”“⊙”“Δ”等符号标出。

⑤ 把实验点连接成图线。由于每个实验数据都有一定的误差，所以图线不一定要通过每个实验点。应该按照实验点的总趋势，把实验点连成光滑的曲线（仪表的校正曲线不在此列），使大多数的实验点落在图线上，其他的点在图线两侧均匀分布，这相当于在数据处理中取平均值。对于个别偏离图线很远的点，要重新审核，进行分析后决定是否应剔除。在确信两物理量之间的关系是线性的，或所有的实验点都在某一直线附近时，将实验点连成一直线。

⑥ 作完图后，在图的明显位置上标明图名、作者和作图日期，有时还要附上简单的说明，如实验条件等，使读者能一目了然，最后要将图粘贴在实验报告上。

（3）逐差法。逐差法又称逐差计算法，一般用于等间隔线性变化测量中所得数据的处理。由误差理论可知，算术平均值是若干次重复测量的物理量的近似值。为了减少随机误差，在实验中一般都采用多次测量。但是在等间隔线性变化测量中，若仍用一般的平均值方法，可以发现，只有第一次测量值和最后一次测量值起作用，所有的中间测量值全部抵消。因此，这种测量无法反映多次测量的特点。

4. 玻璃仪器的洗涤

实验中所使用的玻璃仪器清洁与否，直接影响实验结果，仪器不清洁或被污染往往会造成较大的实验误差，甚至会出现相反的实验结果。因此，玻璃仪器的洗涤清洁工作是非常重要的。

（1）初用玻璃仪器的清洗。新购买的玻璃仪器表面常附着有游离的碱性物质，可先用洗涤灵稀释液、肥皂水或去污粉等洗刷，再用自来水洗净，然后浸泡在 1% ~ 2% 盐酸溶液中过夜（不少于 4 h），再用自来水冲洗，最后用蒸馏水冲洗 2 ~ 3 次，在 80 ~ 100 °C 烘箱内烤干备用。

（2）使用过的玻璃仪器的清洗。① 一般玻璃仪器：如试管、烧杯、锥形瓶等（包括量筒），先用自来水洗刷至无污物，再选用大小合适的毛刷蘸取洗涤灵稀释液或浸入洗涤灵稀释液内，将器皿内外（特别是内壁）仔细刷洗，用自来水冲洗干净后，再用蒸馏水冲洗 2 ~ 3 次，烘干或倒置在清洁处，干后备用。凡洗净的玻璃器皿，不应在器壁上带有水珠，否则表示尚未洗干净，应再按上述方法重新洗涤。若发现内壁有难以去掉的污迹，应分别试用各种洗液予以清除，再重新冲洗。② 量器：如移液管、滴定管、量瓶等，使用后应立即浸泡于凉水中，工作完毕后用流水冲洗，去除附着的试剂、蛋白质等物质，晾干后浸泡在铬酸洗液中 4 ~ 6 h（或过夜），再用自来水充分冲洗，最后用蒸馏水冲洗 2 ~ 3 次，风干备用。③ 其他：盛过各种有毒药品，特别是剧毒药品的容器，必须经过专门处理，确保没有残余毒物存在后方可进行清洗。

5. 洗涤液的种类和配制方法

（1）铬酸洗液（重铬酸钾-硫酸洗液，简称为洗液）广泛用于玻璃仪器的洗涤。常用的配制方法有以下 4 种：① 取 100 mL 工业浓硫酸置于烧杯内，缓慢加热，然后慢慢加入 5 g 重铬酸钾粉末，边加边搅拌，待全部溶解后冷却，储于有玻璃塞的细口瓶内。② 称取 5 g 重铬酸钾粉末置于 250 mL 烧杯中，加水 5 mL，尽量使其溶解。慢慢加入浓硫酸 100 mL，边加边搅拌。冷却后储存备用。③ 称取 80 g 重铬酸钾，溶于 1 000 mL 自来水中，慢慢加入工业硫酸 100 mL（边加边用玻璃棒搅动）。④ 称取 200 g 重铬酸钾，溶于 500 mL 自来水中，慢慢加入工业硫酸 500 mL（边加边搅拌）。

（2）浓盐酸：可洗去水垢或某些无机盐沉淀。配制方法：直接使用实验室 37% 浓盐酸。

（3）5% 草酸溶液：用数滴硫酸酸化，可洗去高锰酸钾。配制方法：称取 5 g 草酸，溶解，稀释至 100 mL，摇匀。

（4）磷酸钠洗液：可洗涤油污物。配制方法：称取 57 g 磷酸钠和 28.5 g $C_{17}H_{33}COONa$，溶于 470 mL 水中，摇匀。

（5）30% 硝酸溶液：洗涤 CO_2 测定仪器及微量滴管。配制方法：量取 65% 硝酸 10 mL，加水稀释至 20 mL，摇匀。

（6）5% ~ 10% 乙二胺四乙酸二钠溶液：加热煮沸可洗脱玻璃仪器内壁的白色沉淀物。配制方法：称取 50 ~ 100 g 乙二胺四乙酸二钠，加水溶解，稀释至 1 000 mL，摇匀。

6. 常用玻璃仪器的使用方法

（1）容量瓶

容量瓶是为配制准确的一定浓度的溶液而使用的精确仪器，颈上有刻度。当瓶内体积在所指定温度下达到标线处时，其体积即为所标明的容积数。容量瓶一般有 5 mL，10 mL，25 mL，50 mL，100 mL，250 mL 等规格。它主要用于采用直接法配制标准溶液和准确稀释溶液以及制备样品溶液。容量瓶使用前的检漏方法：加自来水至刻度线附近，盖好瓶塞后，用左手食指按住塞子，其余手指拿住瓶颈标线以上部位，用右手指尖托住瓶底边缘，如图 2-1 所示。将瓶倒立 2 min，如不漏水，则将瓶直立，转动瓶塞 180° 后，再倒立 2 min，如不漏水，方可使用。当用浓溶液（尤其是浓硫酸）配制稀溶液时，应先在烧杯中加入少量蒸馏水，将一定体积的浓溶液沿玻璃棒分数次慢慢地注入水中，每次加入浓溶液后，应搅拌使之均匀。如果是用固体溶质配制溶液，则应先将固体溶质放入烧杯中，用少量蒸馏水溶解（若难溶，可盖上表面皿稍作加热，但必须放冷后才能转移），然后将杯中的溶液沿玻璃棒缓慢注入容量瓶中如图 2-5 所示。然后，从洗瓶中挤出少量蒸馏水淋洗烧杯及玻璃棒 2 ~ 3 次，并将每次淋洗的水都注入容量瓶中，当溶液加到瓶中标线 2/3 处以后，将容量瓶水平方向摇转几周（勿倒转），使溶液大体混匀。再把容量瓶平放在桌子上，慢慢加水到距标线 2 ~ 3 cm，等待 1 ~ 2 min，使黏附在瓶颈内壁的溶液流下，将胶头滴管伸入瓶颈接近液面处，眼睛平视标线，加水至溶液凹液面底部与标线相切（注意观察时视线、凹液面与标线应在同一水平面上）。若加水超过标线，则须重新配制转移定容。最后，用掌心顶住瓶塞，另一只手的手指托住瓶底塞紧瓶塞，注意不要用手掌握住瓶身，以免体温使液体膨胀，影响容积的准确（对于容积小于 100 mL 的容量瓶，不必托住瓶底）。随后将容量瓶倒转，并加以振荡，以保证瓶内溶液浓度各部分均匀。使用容量瓶时，不要将其玻璃磨口塞随便取下放在桌面上，以免污染或混错。可用橡皮筋或细绳将瓶塞系在瓶颈上。

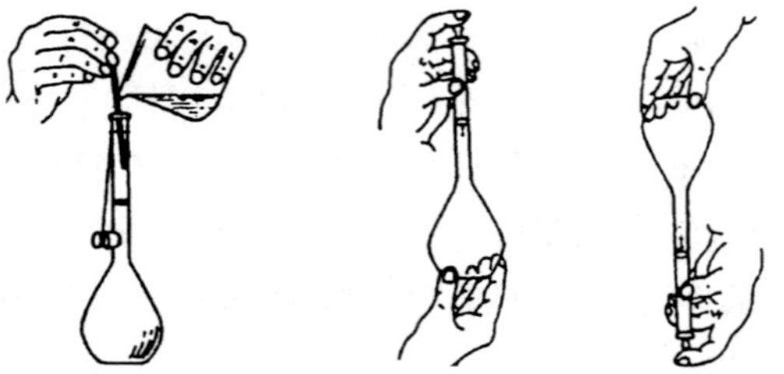

图 2-1　容量瓶移液检漏

（2）滴定管

滴定管主要是化学分析中用来精确量度滴定溶液体积的仪器，刻度由上而下数值增大，与量筒刻度相反。常用滴定管的测量容量为 50 mL 和 25 mL，最小分度值为 0.1 mL，而读数可精确到 0.01 mL。滴定管分为两种：酸式滴定管和碱式滴定管。两种滴定管下端的阀门不同：酸式滴定管的阀门为一玻璃活塞，如图 2-2（a）所示，碱式滴定管的阀门是装在乳胶管中的玻璃小球，如图 2-2（b）所示。操作酸式滴定管时，旋转玻璃活塞（切勿将活塞横向移动，使活塞松开或脱出，导致液体从活塞筒漏失），可使液体沿活塞当中的小孔流出；操作碱式滴定管时，用大拇指与食指稍微挤压玻璃小球旁侧的乳胶管，使之形成一隙缝，液体即可从隙缝流出，如图 2-2（c）所示。若要量度 $KMnO_4$、I_2、$AgNO_3$ 等强氧化性、腐蚀性溶液及酸性溶液，应使用酸式滴定管；若要量度对玻璃有侵蚀作用的液体（如碱液），则只能使用碱式滴定管。

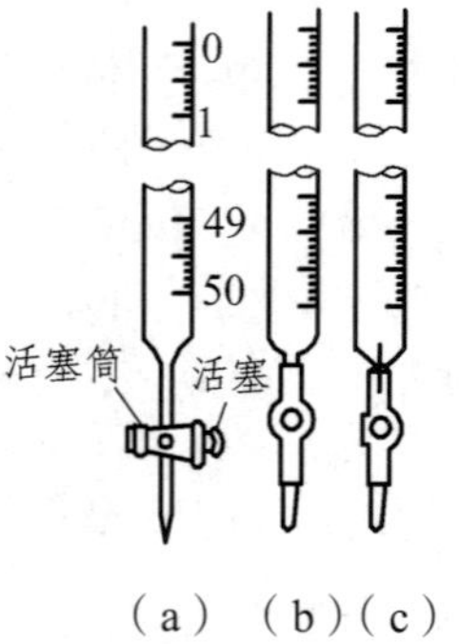

图 2-2　滴定管的阀门

使用酸式滴定管时，玻璃活塞需涂有薄层润滑脂（一般可用凡士林代替）。润滑脂的涂法如下：先将活塞取下，将活塞筒及活塞洗净，并用滤纸片将水吸干；用手指蘸取少量的润滑脂在活塞的两头涂上薄薄一圈，在紧靠活塞孔两旁不要涂抹润滑脂，以免堵住活塞孔；涂完后将活塞放回活塞套内，向同一方向旋转活塞几次，使润滑脂分布均匀，呈透明状；然后用橡皮圈套住，将活塞固定在塞套内，防止滑出。

滴定管使用前需要检查是否漏水，检漏方法如下：在滴定管中装满自来水，擦干滴定管外壁的水（包括碱式滴定管乳胶管连接处、管口及酸式滴定管的活塞部分），置于蝴蝶夹上，观察有无水滴从尖嘴处滴下，再用小片滤纸分别放在酸式滴定管管尖及活塞部分，或碱式滴定管乳胶管连接处，如滤纸变湿，则表明滴定管漏液。碱式滴定管如漏液则需换大小合适的玻璃珠（如果乳胶管老化变质，也应更换），酸式滴定管如漏液则需重新涂抹润滑脂。

滴定管在装入滴定溶液前，除了需用洗涤液、自来水及蒸馏水依次洗涤洁净外，还需用少量滴定溶液（每次约 10 mL）洗涤 2～3 次，以免滴定溶液被管内残留的水稀释。洗涤滴定管时，用双手平托滴定管两端（上端略向上倾斜）并不断转动滴定管，使洗涤的水或溶液与内壁的每一部分充分接触（操作时管口对准盛放洗液的容器口，以防洗液外流），然后用右手将滴定管持直，左手开放阀门，使洗涤的水或溶液一部分通过阀门下端的尖端口流出（起洗涤作用），另一部分则从滴定管的上口倒出。洗净的滴定管内壁应被水均匀润湿而不挂水珠，如挂水珠，则应重新洗涤。在洗涤酸式滴定管时，需要用手托住活塞筒部分或用橡皮圈系住活塞，以防止活塞脱落而打碎。（注意：洗液应回收至之前盛放的容器。）

滴定管装好滴定溶液后必须把滴定管阀门下端的气泡逐出，以免造成误差。逐去气泡的方法如下：对于酸式滴定管，应迅速打开滴定管阀门，利用溶液的急流把气泡逐去；对于碱式滴定管，把乳胶管向上弯曲，然后捏挤玻璃小球旁侧的乳胶管，使溶液从尖嘴喷出，以排除气泡，如图 2-3 所示。排尽气泡后，加入滴定溶液使之在“0”刻度以上，再调节液面至 0.00 mL 刻度处，备用。如液面不在 0.00 mL，则应记下初读数。滴定时滴定管应保持垂直。滴定前后均需记录读数，终读数与初读数之差就是溶液的用量。读数时最好在滴定管的后面衬一张白纸片，视线必须与液面在同一水平面上，观察溶液凹液面底部所在的位置，仔细读到小数点后两位数字。视线不平或者没有估计到小数点后第二位数字，都会影响测定的精确度。例如，图 2-4 所示的读数应记作 24.43，而不能误读为 24.34 或 24.53，也不能简化为 24.4。

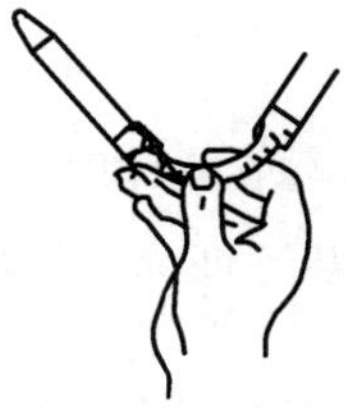

图 2-3　碱式滴定管气泡去除法

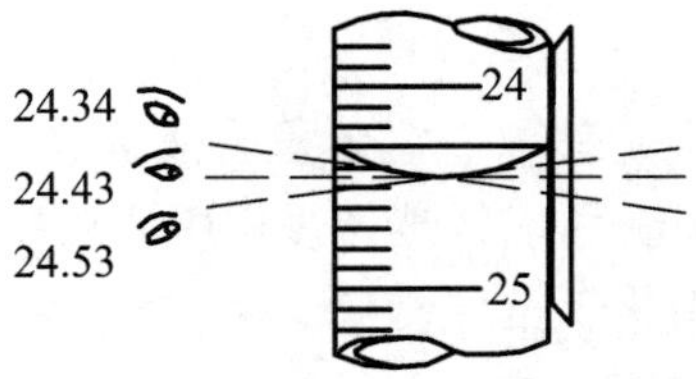

图 2-4　刻度读取

滴定管的使用

酸碱两用滴定管，为解决在滴定过程中酸式滴定管不耐碱，碱式滴定管橡胶管容易腐蚀和老化等问题，降低实验室仪器的配置成本，目前市场上推出了酸碱两用的滴定管，其实就是将酸式滴定管的玻璃活塞更换成用聚四氟乙烯做成的活塞，用这种材料做成的活塞耐酸碱，不易被腐蚀，可以实现酸碱滴定两用功能，如图 2-5 所示。

滴定开始前，先用滤纸把悬挂在滴定管尖嘴外的液滴除去。使用酸式滴定管时，用左手控制活塞，无名指和小指向手心弯曲，轻轻抵住出管口，拇指在前，食指和中指在后，手指略微弯曲，轻轻向内扣住活塞，手心空握，以防止活塞松动或顶出活塞而使溶液从活塞隙缝中渗出；使用碱式滴定管时，左手拇指在前，食指在后，捏住乳胶管中玻璃珠所在位置稍上的地方，向右方挤乳胶管，使其与玻璃珠之间形成一道缝隙，从而放出溶液。右手持锥形瓶（滴定管尖嘴部分插入锥形瓶口下 1 ~ 2 cm 处），并运用腕力振摇锥形瓶，使溶液向同一方向做圆周运动（不可前后振动锥形瓶），使溶液均匀混合，如图 2-6 所示。切记勿使瓶口接触滴定管，溶液也不得溅出。

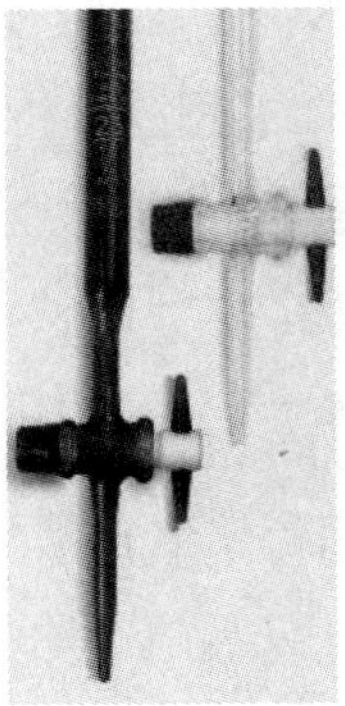

图 2-5　酸碱两用滴定管

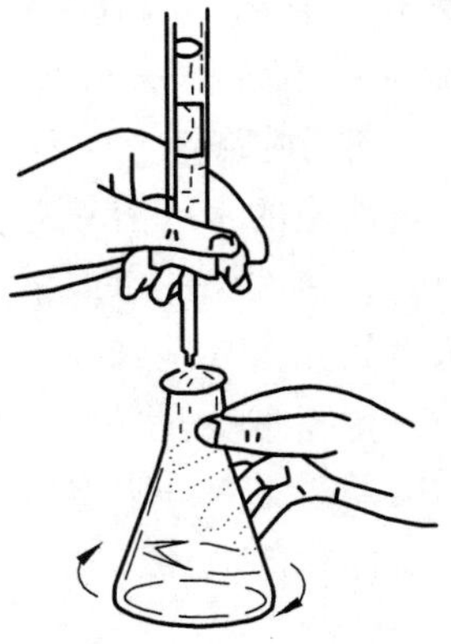

图 2-6　酸式滴定管操作

开始滴定时，应边摇边滴，滴定速度可稍快，但不能流成“水线”。滴定到一定时候时，滴落点周围出现暂时性的颜色变化，变色甚至可以暂时扩散到全部溶液，不过在振摇 1 ~ 2 次后变色完全消逝，表明已临近终点，此时应改为滴一滴，摇几下。等到必须摇 2 ~ 3 次后，颜色变化才完全消逝时，表示离终点已经很近。此时，微微转动活塞，使溶液悬在出口管嘴上形成半滴，但未落下，用锥形瓶内壁将其沾下，然后将瓶倾斜，把附于壁上的溶液洗入瓶中或用洗瓶以少量蒸馏水吹洗瓶壁，再摇匀溶液。如此反复，直至刚刚出现达到终点时呈现的颜色而又不再消逝为止。一般 30 s 内不再变色即表明到达滴定终点。

为了便于判断达到滴定终点时指示剂颜色的变化，可把锥形瓶放在白瓷板或白纸上观察。必须待滴定管内液面完全稳定后，方可读数（在滴定刚完毕时，常有少量沾在管壁上的溶液仍在继续下流）。

（3）移液管

移液管是用来准确移取一定体积溶液的仪器。用移液管量取液体时，应把移液管的尖端部分插入液体中，用洗耳球将液体慢慢吸入管中，待溶液上升到标线以上约 2 cm 处时，立即用食指（不要用大拇指）按住管口。将移液管持直并移出液面，如图 2-7（a）所示，微微松动食指，或用大拇指和中指轻轻转动移液管，使管内液体的凹液面慢慢下降到标线处（注意：视线、凹液面与标线均应在同一水平面上），立即压紧管口。若管尖外挂有液滴，则可使管尖与容器壁接触，使液滴流下。再把移液管移入另一容器（如锥形瓶）中，并使管尖与容器内壁接触，然后放开食指，让液体自由流出，如图 2-7（b）所示。待管内液体不再流出后，稍停片刻（约十几秒），转动移液管，再把移液管拿开。此时残留在移液管内的液滴一般不必吹出，因为移液管的容量只计算自由流出液体的体积，刻制标线时已把滞留在管内的液滴体积扣除了。但是，如果移液管上标有“吹”字，则最后残留在管内的液滴必须吹出。

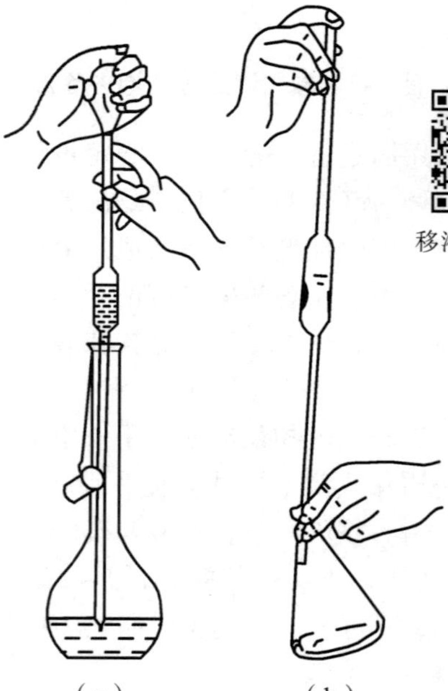

（a）（b）

图 2-7 移液管

移液管的使用

移液管在使用前的洗涤方法与滴定管的洗涤方法相仿，除分别用洗涤液、自来水及蒸馏水洗涤外，也需要用少量待量取的溶液润洗。可先慢慢地吸入少量洗涤的水或溶液至移液管中，用食指按住管口，然后将移液管平持，松开食指，转动移液管，使洗涤的水或溶液与管口以下的内壁充分接触，再将移液管持直，让洗涤水或溶液流出，如此反复洗涤 3 ~ 4 次。

此外，为了精确地量取少量的不同体积（如 1.00 mL、2.00 mL、5.00 mL 等）的液体，也常用标有精细刻度的吸量管。吸量管的使用方法与移液管相仿，但它是根据吸量管的刻度之差计算并放出所需体积的液体。

（4）分液漏斗

分液漏斗分为以下几种：球形分液漏斗、梨形分液漏斗、梨形刻度分液漏斗。

分液漏斗用于在气体发生器中控制加液，也常用于互不相溶的几种液体的分离。梨形分液漏斗的颈较短，多用于萃取操作，球形分液漏斗的颈较长，多用于滴加反应液。

球形分液漏斗的使用：使用前玻璃活塞应涂薄层润滑脂，但不可太多，以免阻塞流液孔。使用时，左手虎口顶住漏斗球，用拇指和食指转动活塞，控制加液。此时玻璃活塞的小槽要与漏斗口侧面小孔对齐相通，加液才能顺利进行。作加液器使用时，漏斗下端不能浸入液面下。

梨形分液漏斗的使用：检查分液漏斗是否漏水（关闭分液漏斗的活塞，向其中加入适量的水，倒置漏斗，观察是否漏水，若不漏，则将活塞旋转 180° 后再倒置观察，若还是不漏水，则表明活塞的密封性能合格）；混合液体倒入分液漏斗，将分液漏斗置于铁圈上静置；打开分液漏斗活塞，再打开旋塞，使下层液体（水）从分液漏斗下端放出，待油水界面与旋塞上口相切时，关闭旋塞；把上层液体（油）从分液漏斗上口倒出。

注意事项：

① 若用梨形分液漏斗进行萃取操作：振荡时，活塞的小槽应与漏斗口侧面小孔错位，封闭塞紧；分液时，下层液体从漏斗颈流出，上层液体要从漏斗口倾出。

② 分液漏斗洗干净后要把塞子拿出来，不要插在分液漏斗里面，尤其是要进烘箱前。长期不用分液漏斗时，应在活塞面加夹一纸条，防止粘连，并用一橡筋套住活塞，以免掉落。

7. 常用玻璃仪器的装配

（1）普通蒸馏装置（见图 2-8）

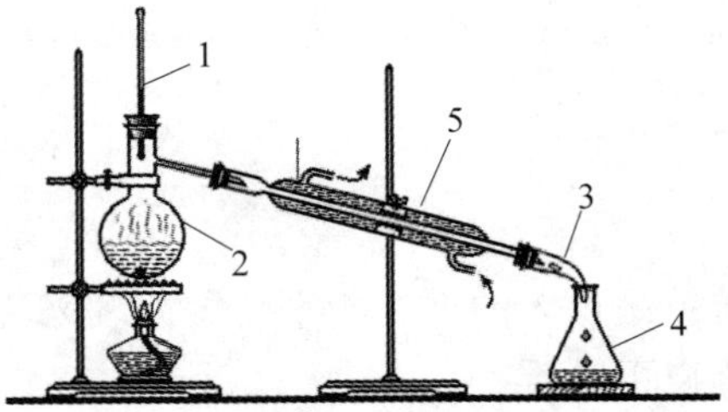

蒸馏装置的搭建

图 2-8 普通蒸馏装置

1—温度计；2—圆底烧瓶；3—接液管；
4—锥形瓶；5—直形冷凝管

（2）减压抽滤装置（见图 2-9）

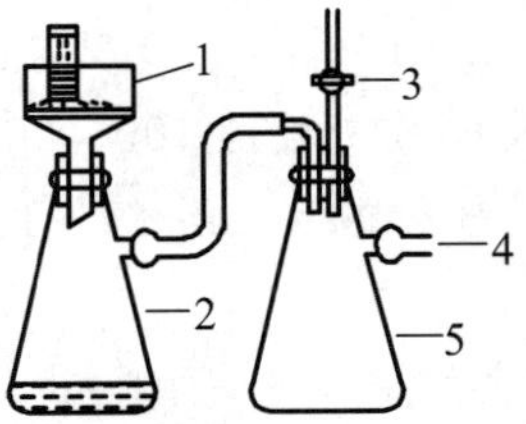

减压抽滤操作

图 2-9 减压抽滤装置

1—布氏漏斗；2—吸滤瓶；3—放空阀；
4—水泵接口；5—安全瓶

（3）水蒸气蒸馏装置（见图 2-10）

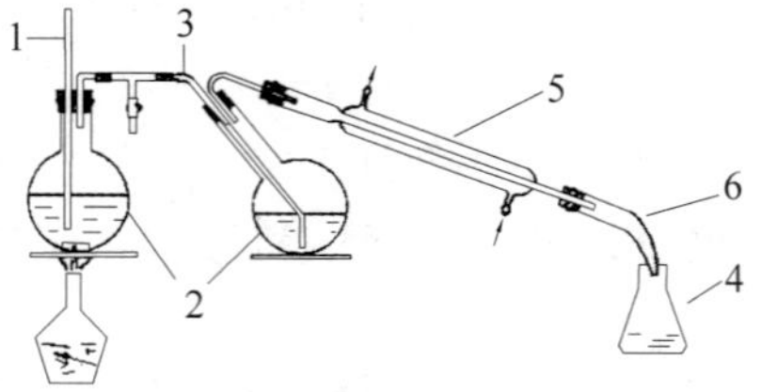

图 2-10 水蒸气蒸馏装置

1—安全管；2—圆底烧瓶；3—水蒸汽导入管；
4—锥形瓶；5—直形冷凝管；6—接液管

（4）减压蒸馏装置（见图 2-11）

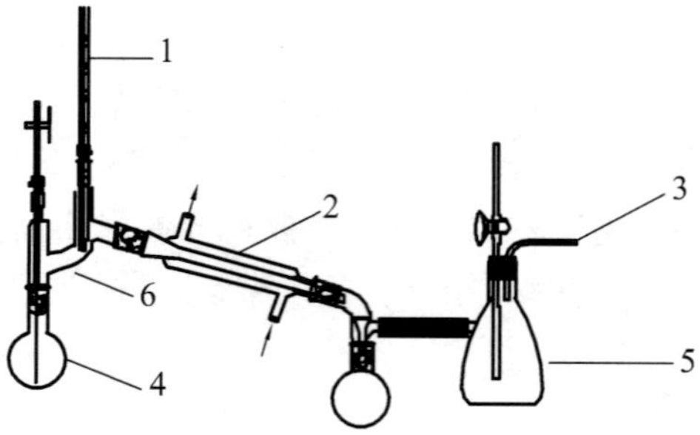

图 2-11 减压蒸馏装置

1—温度计；2—直形冷凝管；3—真空泵接口；
4—圆底烧瓶；5—安全瓶；6—克氏蒸馏头

8. 常用实验室仪器简介

（1）电子天平

电子天平是基于电磁力与被测物体的重力相平衡的原理来称量物体质量。电子天平及其分类按电子天平的精度可分为以下几类：

超微量电子天平：超微量天平的最大称量是 2 ~ 5 g，其标尺分度值小于（最大）称量的 10^{-6}，如 Mettler 的 UMT2 型电子天平等属于超微量电子天平。

微量天平：微量天平的称量一般是 3 ~ 50 g，其分度值小于（最大）称量的 10^{-5}，如 Mettler 的 AT21 型电子天平以及 Sartoruis 的 S4 型电子天平。

半微量天平：半微量天平的称量一般是 20 ~ 100 g，其分度值小于（最大）称量的 10^{-5}，如 Mettler 的 AE50 型电子天平和 Sartoruis 的 M25D 型电子天平等均属于此类。

常量电子天平：此种天平的最大称量一般是 100 ~ 200 g，其分度值小于（最大）称量的 10^{-5}，如 Mettler 的 AE200 型电子天平和 Sartoruis 的 A120S、A200S 型电子天平均属于常量电子天平。

分析天平：其实电子分析天平，是常量天平、半微量天平、微量天平和超微量天平的总称。

精密电子天平：这类电子天平是准确度级别为Ⅱ级的电子天平的统称。

天平使用、维护与保养时应注意：将天平置于稳定的工作台上避免振动，阳光及气流照射干扰电子天平。在使用前调整水平仪气泡至中间位置，电子天平应按说明书的要求进行预热。称量易挥发和具有腐蚀性的物品时，要盛放在密闭的容器中，以免腐蚀和损坏电子天平；经常对电子天平进行自校或定期外校，保证其处于最佳状态。如果电子天平出现故障应及时检修，不可带“病”工作；操作天平不可过载使用以免损坏天平。若长期不用电子天平时应暂时收藏好。分析天平应按计量部门规定定期校正，并由专人保管，负责维护保养；天平内应放置干燥剂，常用变色硅胶，应定期更换；称量不得超过天平的最大载荷。

（2）烘　箱

实验室烘箱是供厂矿企业、大专院校、科研、医疗单位及各类实验室等干燥、烘干、熔腊、灭菌之用的设备。箱体采用氩弧焊制作而成或内外胆采用镀锌板和不锈钢折弯而成，造型美观，新颖。智能式微电脑控制，具有 PID 自整定功能，控温准确度能达到理想控温精度，双排数字显示。干燥箱在升到预设温度后能按 0 ~ 999 min 定时，达到时间将关闭加热电源。采用热风内循环、以确保温度的均匀性。工作室与箱门连接处装有耐热硅橡胶圈，以保证工作室与箱门之间的密封。箱门采用双层钢化玻璃门，能清楚地观察到箱内加热物品。限温报警系统在超过限制温度时即自动中断，保证实验安全运行不发生意外。

（3）通风橱

通风橱的功能中最主要的是排气功能。在化学实验室中，实验操作时产生各种有害气体、臭气、湿气以及易燃、易爆、腐蚀性物质，为了使实验室工作人员不吸入或咽入一些有毒的、可致病的或毒性不明的化学物质和有机体，实验室中应保持良好的通风。为阻止一些蒸气、气体和微粒（烟雾、煤烟、灰尘和气悬体）的吸收和扩散，实验室的污染物质须用通风柜、通风罩或局部通风的方法除去。

通风柜的结构是上下式，其顶部有排气孔，可安装风机。上柜中有导流板，电路控制触摸开关，电源插座等，透视窗采用钢化玻璃，可左右或上下移动，供人操作。下柜采用实验边台样式，上面有台面，下面是柜体，台面可安装小水杯和龙头。

使用通风柜的目的是最大限度地排出实验中产生的有害气体，保护实验人员的健康，也就是说要有高度的安全性和优越的操作性，这就要求通风柜应具有如下功能：

① 释放功能：应具备将通风柜内部产生的有害气体用吸收柜外气体的方式，使其稀释后排除室外的机构。

② 不倒流功能：应具有在通风柜内部由排风机产生的气流将有害气体从通风柜内部不反向流进室内的功能。为确保这一功能的实现，一台通风柜与一台通风机用单一管道连接是最好的方法，不能用单一管道连接的，也只限于同层同一房间的可并连，通风机尽可能安装在管道的末端（或层顶处）。

③ 隔离功能：在通风柜前面应使用不滑动的玻璃视窗将通风柜内外进行分隔。

④ 补充功能：应具有在排出有害气体时从通风柜外吸入空气的通道或替代装置。

⑤ 控制风速功能：为防止通风柜内有害气体逸出，需要有一定的吸入速度。决定通风柜进风的吸入速度的要素有：实验内容产生的热量及与换气次数。其中主要的是实验内容和有害物的性质。通常规定，一般无毒的污染物为 0.25 ~ 0.38 m/s，有毒或有危险的有害物为 0.4 ~ 0.5 m/s，剧毒或有少量放射性为 0.5 ~ 0.6 m/s，气状物为 0.5 m/s，粒状物为 1 m/s。为了确保这样的风速，排风机应有必要的静压，即空气通过通风管道时的摩擦阻力。确定风速时还必须注意噪音问题，通过空气在管道内流动时以 7 ~ 10 m 为限，超过 10 m 将产生噪音，通常实验室的（室内背景噪声级）噪声限制值为 70 dBA，增加管道裁面积会降低风速，也就降低

噪音，考虑到管道的经费和施工问题，必须慎重选择管道及排风机的功率。

耐热及耐酸碱腐蚀功能：通风柜内有的要安置电炉，有的实验产生大量酸碱等有毒有害气体具有极强的腐蚀性。通风柜的台面，衬板、侧板及选用的水咀、气咀等都应具有防腐功能。在半导体行业或腐蚀性实验中使用硫酸、硝酸、氢氟酸等强酸的场合还要求通风柜的整体材料必须防酸碱，须采用不锈钢或 PVC 材料制造。

（4）纯水仪

纯水仪是指水中盐类（主要是溶于水的强电解质）除去或降低到一定程度的净水设备，多使用不添加化学物质的过滤、吸附、反渗透等物理方法。如实验室常用 RO 水，即在一定的压力下，水分子（H_2O）可以通过 RO 膜，而源水中的无机盐、重金属离子、有机物、胶体、细菌、病毒等杂质无法透过 RO 膜，从而使一部分水透过 RO 膜分离出来，未透过的水因溶质增加形成浓缩水。反渗透膜的主要分离对象是溶液中的离子，无需化学品及可有效脱除水中盐分，系统除盐率一般为 98% 以上。反渗透也称逆渗透。反渗透的原理是在原水一方施加比自然渗透压力更大的压力，使水分子由浓度高的一方逆渗透到浓度低的一方。由于反渗透膜的孔径远远小于病毒和细菌的几百倍乃至上千倍以上，故各种病毒，细菌，重金属，固体可溶物，污染有机物，钙镁离子等根本无法通过反渗透膜，从而达到水质净化的目的。

超纯水（UP）是指下列杂质含量极低的水：① 无机电离杂质，如 Ca、Mg、Na、K、Fe^{2+}、Fe^{3+}、Mn、Al、HCO、CO、SO、Cl、NO、NO、SiO、PO 等；② 有机物，如烷基苯磺酸、油、有机铁、有机铝以及其他碳氢化合物等；③ 颗粒，如尘埃、氧化铁、铝、胶体硅等；④ 微生物，如细菌、浮游生物和藻类等；⑤ 溶解气体，如 N_2、O_2、CO_2、H_2S 等。

（5）制冰机

制冰机是一种将水通过蒸发器由制冷系统制冷剂冷却后生成冰的制冷机械设备，采用制制冷系统，以水为载体，在通电状态下通过制冷机械设备制造出冰。根据蒸发器的原理和生产方式的不同，生成的冰块形状也不同。通过进水阀门，水自动进入一个蓄水槽，然后通过水泵抽水到分流管，分流管将水均匀地流到被低温液态制冷剂冷却后的蒸发器上，水被冷却至冰点，这些冷却到冰点的水将会凝固变成冰，而没有被蒸发器冻结的水又流入蓄水槽，通过水泵重新开始循环工作。当冰块达到所要求的厚度时，进入脱冰状态，将压缩机排出的高压热气通过换向阀引流到蒸发器上，取代低温液态制冷剂。这样在冰块和蒸发器之间就形成了一层水膜，这层水膜使冰块脱离开蒸发器，冰块靠重力的作用自由地落进下面的储冰槽中。

（6）酸度计

酸度计又称 pH 计，是一种常用的仪器设备，主要用来精密测量液体介质的酸碱度值，配上相应的离子选择电极也可以测量离子电极电位 MV 值，pH 计被广泛应用于环保、污水处理、科研、制药、发酵、化工、养殖、自来水等领域。

实验室和酸度计配套使用的复合电极主要有全封闭型和非封闭型两种，全封闭型比较少，主要是以国外企业生产为主。复合电极使用前首先检查玻璃球泡是否有裂痕、破碎，如果没有，用 pH 缓冲溶液进行两点标定时，定位与斜率按钮均可调节到对应的 pH 时，一般认为可以使用，否则可按使用说明书进行电极活化处理。活化方法是在 4% 氟化氢溶液中浸 3 ~ 5 s，取出用蒸馏水进行冲洗，然后在 0.1 mol/L 的盐酸溶液中浸泡数小时后，用蒸馏水冲洗干净，再进行标定，即用 pH 为 6.86（25 °C）的缓冲溶液进行定位，调节好后任意选择另一种 pH

缓冲溶液进行斜率调节，如无法调节到，则需更换电极。非封闭型复合电极，里面要加外参比溶液即 3 mol/L 氯化钾溶液，所以必须检查电极里的氯化钾溶液是否在 1/3 以上，如果不到，需添加 3 mol/L 氯化钾溶液。如果氯化钾溶液超出小孔位置，则把多余的氯化钾溶液甩掉，使溶液位于小孔下面，并检查溶液中是否有气泡，如有气泡要轻弹电极，把气泡完全赶出。

在使用过程中应把电极上面的橡皮剥下，使小孔露在外面，否则在进行分析时，会产生负压，导致氯化钾溶液不能顺利通过玻璃球泡与被测溶液进行离子交换，会使测量数据不准确。测量完成后应把橡皮复原，封住小孔。电极经蒸馏水清洗后，应浸泡在 3 mol/L 氯化钾溶液中，以保持电极球泡的湿润，如果电极使用前发现保护液已流失，则应在 3 mol/L 氯化钾溶液中浸泡数小时，以使电极达到最好的测量状态。在实际实验时，发现有的分析人员把复合电极当作玻璃电极来使用，放在蒸馏水中长时间浸泡，这是不正确的，这会使复合电极内的氯化钾溶液浓度大大降低，导致在测量时电极反应不灵敏，最终导致测量数据不准确，因此不应把复合电极长时间浸泡在蒸馏水中。

电极使用过程中还应注意一下几方面：玻璃电极插座应保持干燥、清洁，严禁接触酸雾、盐雾等有害气体，严禁沾上水溶液，保证仪器的高输入阻抗；不进行测量时，应将输入短路，以免损坏仪器；新电极或久置不用的电极在使用前，必须在蒸馏水中浸泡数小时。使电极不对称电位降低达到稳定，降低电极内阻；测量时，电极球泡应全部浸入被测溶液中；使用时，应使内参比电极浸在内参比溶液中，不要让内参比溶液倒向电极帽一端，使内参比悬空；使用时，应拔去参比电极电解液加液口的橡皮塞，以使参比电解液（盐桥）借重力作用维持一定流速渗透并与被测溶液相通。否则，会造成读数漂移；氯化钾溶液中应该没有气泡，以免使测量回路断开；应该经常添加氯化钾盐桥溶液，保持液面高于银/氯化银丝。

实验二　称量与一般溶液的配制

一、实验目的

（1）掌握电子天平称量原理、使用方法，和一般溶液的配制操作。

（2）熟悉直接称量和减量称量的方法。

（3）了解分析天平的结构、砝码组合。

二、实验原理

电光分析天平是用来比较两物体重量的一级杠杆，其工作的原理（见图 2-12）：在达到平衡时，$m_1L_1 = m_2L_2$（其中，m_1 代表未知物体的质量；m_2 代表已知物体的质量；L_1 和 L_2 代表两臂的长度）。通常天平两臂长度相等，所以在达到平衡时，$m_1 = m_2$。当调整 m_2 的重量时，应托起天平，使指针回到原位。

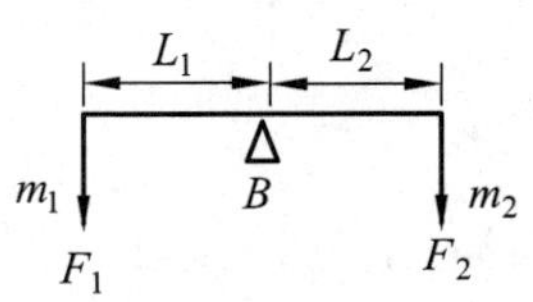

图 2-12　分析天平杠杆示意图

电子天平是将称盘与通电线圈相连接，置于磁场中，当被称物置于称盘后，因重力向下，线圈上就会产生一个电磁力，与重力大小相等方向相反。这时传感器输出电信号，经整流放大，改变线圈上的电流，直至线圈回位，其电流强度与被称物体的重力成正比。而这个重力正是物质的质量所产生的，由此产生的电信号通过模拟系统后，将被称物品的质量显示出来。

三、仪器与试剂

仪器：电光天平、电子天平、称量纸（称量瓶）、药匙、50 mL 烧杯、移液管、滴管、容量瓶。

试剂：NaCl、蒸馏水。

四、实验内容

（一）电光天平及使用

1. 电光天平的构造及工作原理

名电光半自动天平就是老式的分析天平，用的是金属环的小砝码，精确到万分之一，依靠的是三把玛瑙刀来保证精确度，作为双臂天平，其两臂平衡点是通过投影屏上的标尺来判定。半自动电光天平是一种较精密的分析天平，称量时可以准至 0.000 1 g。调节 1 g 以上质量用砝码，10 ~ 990 mg 用圈码，尾数从光标处读出。以双盘电光天平（TG-328B）为例，其基本构造如图 2-13 所示。

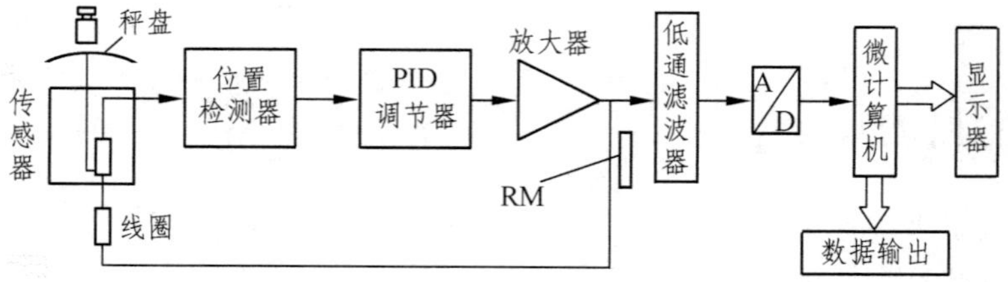

图 2-13　电光分析天平结构示意图

天平梁是天平的主要部件，在梁的中下方装有细长而垂直的指针，梁的中间和等距离的两端装有三个玛瑙三棱体，中间三棱体刀口向下，两端三棱体刀口向上，三个刀口的棱边完全平行且位于同一水平面上。梁的两边装有两个平衡螺丝，用来调整梁的平衡位置（也即调节零点）。

2. 吊耳和称盘

两个承重刀上各挂一吊耳，吊耳的上钩挂着称盘，在称盘和吊耳之间装有空气阻尼器。

空气阻尼器是两个套在一起的铝制圆筒，内筒比外筒略小，正好套入外筒，两圆筒间有均匀的空隙，内筒能自由地上下移动。当天平启动时，利用筒内空气的阻力产生阻尼作用，使天平很快达到平衡。

3. 开关旋钮（升降枢）和盘托

天平启动和关闭是通过开关升降枢完成的。需启动时，顺时针旋转开关旋钮，带动升降枢，控制与其连接的托叶下降，天平梁放下，刀口与刀承相承接，天平处于工作状态。需关闭时，逆时针旋转开关旋钮，使托叶升起，天平梁被托起，刀口与刀承脱离，天平处于关闭状态。称盘下方的底板上安有盘托，也受开关旋钮控制。关闭时，盘托支持着称盘，防止称盘摆动，可保护刀口。

4. 机械加码装置

机械加码装置是一种通过转动指数盘加减环形码（亦称环码）的装置。环码分别挂在码钩上。称量时，转动指数盘旋钮将砝码加到承受架上。当平衡时，环码的质量可以直接在砝码指数盘上读出。指数盘转动时可经天平梁上加 10 ~ 990 mg 砝码，内层由 10 ~ 90 mg 组合，外层由 100 ~ 900 mg 组合。大于 1 g 的砝码则要从与天平配套的砝码盒中取用（用镊子夹取）。

5. 光学读数装置

光学读数装置固定在支柱的前方。称量时，固定在天平指针上微分标尺的平衡位置可以通过光学系统放大投影到光屏上。标尺上的读数直接表示 10 mg 以下的质量，每一大格代表 1 mg，每一小格代表 0.1 mg。从投影屏上可直接读出 0.1 ~ 10 mg 以内的数值。

6. 天平箱

为了天平在稳定气流中称量及防尘、防潮，天平安装在一个由木框和玻璃制成的天平箱内，天平箱前边和左右两边有门，前门一般在清理或修理天平时使用，左右两侧的门分别供取放样品和砝码用。天平箱固定在大理石板上，箱座下装有三个支脚，后面的一个支脚固定不动，前面的两个支脚可以上下调节，通过观察天平内的水平仪，使天平调节到水平状态。

使用方法如下：分析天平是精密仪器，放在天平室里。天平室要保持干燥清洁。进入天平室后，对照天平号坐在自己需使用的天平前，按下述方法进行操作：

（1）掀开防尘罩，将前、左、右三片叠放在天平箱上方。检查天平是否正常：天平是否水平，称盘是否洁净，指数盘是否在“000”位，环码有无脱落，吊耳是否错位等。如天平内或称盘上不洁净，应用软毛刷仔细清扫干净。

（2）调节零点　接通电源，轻轻顺时针旋转升降枢，启动天平，在光屏上即看到标尺，标尺停稳后，光屏中央的黑线应与标尺中的“0”线重合，即为零点（天平空载时平衡点）。如不在零点，差距小时，可调节微动调节杆，移动屏的位置，调至零点；如差距大时，关闭天平，调节横梁上的平衡螺丝，再开启天平，反复调节，直至零点。若有困难，应报告实验指导教师，由教师指导调节。

（3）称量。零点调好后，关闭天平。把称量物通常放在左称盘中央，关闭左门；打开右门，根据估计的称量物的质量，把相应质量的砝码放入右盘中央，然后将天平升降枢半打开，观察标尺移动方向（标尺迅速往哪边移，哪边就重），以判断所加砝码是否合适并确定如何调整。当调整到两边相关的质量小于 1 g 时，应关好右门，再依次调整 100 mg 组和 10 mg 组环码，每次均从中间量开始调节，即使用“减半加减码”的顺序加减砝码，可迅速找到物体的质量范围。调节环码至 10 mg 以后，完全启动天平，准备读数。

称量过程中必须注意以下事项：

① 称量未知物的质量时，一般要在台秤上粗称。这样不仅可以加快称量速度，同时可保护分析天平的刀口。

② 加减砝码的顺序是：由大到小，依次调定。在取、放称量物或加减砝码时（包括环码），必须关闭天平。启动开关旋钮时，一定要缓慢均匀，避免天平剧烈摆动。这样可以保护天平刀口不致受损。

③ 称量物和砝码必须放在称盘中央，避免称盘左右摆动。不能称量过冷或过热的物体，以免引起空气对流，使称量的结果不准确。称取具腐蚀性、易挥发的物体时，必须放在密闭容器内称量。

④ 同一实验中，所有的称量要使用同一架天平，以减少称量的系统误差。天平称量不能超过最大载重，以免损坏天平。

⑤ 砝码盒中的砝码必须用镊子夹取，不可用手直接拿取，以免沾污砝码。砝码只能放在天平称盘上或砝码盒内，不得随意乱放。在使用机械加码旋钮时，要轻轻逐格旋转，避免环码脱落。

（4）读数　砝码与环码调定后，关闭天平门，待标尺在投影屏上停稳后再读数，及时在记录本上记下数据。砝码、环码的质量加标尺读数（均以克计）即为被称物质量。读数完毕，应立即关闭天平。

（5）复原　称量完毕，取出被称物放到指定位置，砝码放回盒内，指数盘退回到“000”位，关闭两侧门，盖上防尘罩。登记，教师签字，凳子放回原处，然后离开天平室。

（二）电子天平及使用

1. 电子天平的构造及工作原理

人们把利用电磁力平衡称物体质量的天平称为电子天平。其特点是称量准确可靠、显示快速清晰并且具有自动检测系统、简便的自动校准装置以及超载保护等装置。电子天平一般采用应变式传感器、电容式传感器、电磁平衡式传感器。应变式传感器的结构简单、造价低，但精度有限。

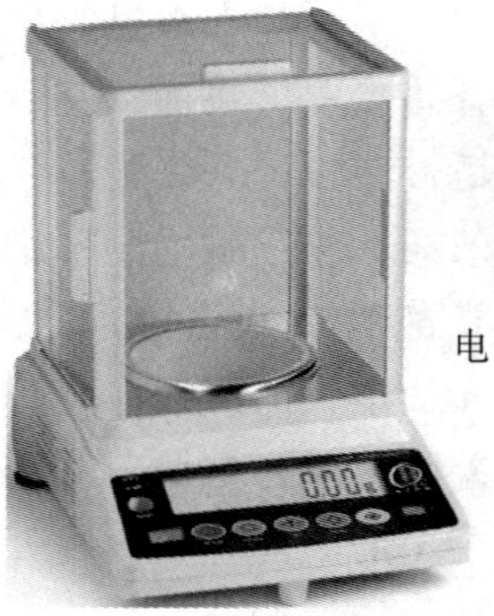

电子天平的操作

图 2-14　电子天平结构示意图

2. 电子天平的使用注意事项

（1）天平的安放，应放置于房间稳定操作台上，并使之远离房门、窗户、散热片及空调通风口。

（2）调节水平。天平有一只水平泡及两只水平调节脚，以弥补称量操作台面的细微不平整对称量结果的影响。当水平泡调至中央时，天平就完全水平了。可以调节两只水平调节脚，直到水平泡至中央位置。

（3）天平接通电源，开启后，通常需要预热 30 min 以后，方可进行操作使用。

（4）开启显示器键，显示器全亮，对显示器的功能进行检查，约几秒后，显示 0.00000 g。关闭显示器，再次按下开关键，显示器熄灭即可。

（5）<tare>键为清零去皮键，将称量容器置称盘上，显示出容器的质量。然后轻按<tare>键，显示消隐，随即出现全零状态，容器的质量值已去除，即去皮重。当拿去容器，就出现容器质量的负值，再轻按<tare>键显示器为全零，即天平归零。

3. 电子天平称量练习

主要练习固定重量称量、减重称量。

（1）固定重量称量

首先调节天平零点，在天平上称量称量纸（称量瓶、小烧杯等）重量；用干净的药匙加样，称量样品和称量纸的总重，然后减去称量纸的重量即可得出样品的重量。

（2）减重称量

称量样品和称量纸（称量瓶）的总重量，然后定量移出（如轻拍）部分样品至 50 mL 烧杯中；再次称量样品和称量瓶的总重量，通过两次总重量之差即可得出移出样品的重量。重复该步骤可以得到下一个移出样品的重量。（精密称取 NaCl 3 份，每份约 0.3 g）

4. 一定浓度氯化钠溶液的配制

配制 100 mL 氯化钠溶液方法如下：

（1）利用减量称量法称量 0.585 0 g 氯化钠。

（2）将氯化钠放入烧杯中加入 50 mL 蒸馏水溶解。

（3）转移溶液，将氯化钠溶液转移 100 mL 容量瓶。

（4）定溶，加入适量蒸馏水至刻度附近，改用胶头滴管逐滴加入至刻度。

（5）摇匀备用。

五、实验结果

减重称量法记录

项　目	第一次	第二次	第三次
称量纸（瓶）+ NaCl 质量（g）	W_1（倒前） W_2（倒后）	W_2（倒前） W_3（倒后）	W_3（倒前） W_4（倒后）
称取 NaCl 质量（g）	$W_1 - W_2$	$W_2 - W_3$	$W_3 - W_4$

六、注意事项

（1）称量时不能将称量的化学试剂直接放在天平盘上，而要在容器（称量瓶、称量盘）

或称量纸上称量。有样品撒出时，应立刻用毛刷刷净。

（2）称量过程中，应将天平门关闭，避免因空气流动而引起天平不稳定。

（3）配制一般溶液应按照配制要求仔细操作。

（4）容量瓶使用时应注意：不能在容量瓶里进行溶质的溶解，应将溶质在烧杯中溶解后转移到容量瓶里；用于洗涤烧杯的溶剂总量不能超过容量瓶的标线，一旦超过，必须重新进行配置；容量瓶不能进行加热。如果溶质在溶解过程中放热，要待溶液冷却后再进行转移，因为温度升高瓶体将膨胀，所量体积就会不准确；容量瓶只能用于配制溶液，不能储存溶液，因为溶液可能会对瓶体进行腐蚀，从而使容量瓶的精度受到影响；容量瓶用毕应及时洗涤干净，塞上瓶塞，并在塞子与瓶口之间夹一条纸条，防止瓶塞与瓶口粘连。

七、思考题

（1）固定称量法和减重称量法各有何优缺点？各在什么情况下选用此两种称量方法？

（2）分析天平的灵敏度越高，是否称量的准确度越高？

（3）用减重法称量是否需要校准天平零点？为什么？

实验三　缓冲溶液的配制

一、实验目的

（1）掌握缓冲溶液的配制方法，加深对缓冲溶液性质的理解。

（2）熟悉移液管、酸度计的使用方法。

（3）了解缓冲容量与缓冲剂浓度和缓冲组分的比值关系。

二、实验原理

弱酸及其共轭碱或弱碱及其共轭酸的混合溶液叫缓冲溶液，它对少量外加强酸碱或稀释有抵抗作用，而使缓冲溶液自身的 pH 基本保持不变。其缓冲原理可用同离子效应说明。当外加酸碱超过缓冲容量时，缓冲溶液就失去缓冲作用。

三、仪器与试剂

仪器：精密 pH 试纸、pHs-3C 型酸度计、玻璃电极或 pH 复合电极、塑料烧杯、温度计。

试剂：0.10 mol/L 的 HAc、NaAc、NaOH、HCl 溶液，0.20 mol/L 的 Na_2HPO_4、KH_2PO_4 溶液，1%HCl 溶液，1%NaOH 溶液，饱和氯化钾溶液，pH=4.01 的标准缓冲溶液，pH=6.86

的标准缓冲溶液，pH=9.18 的标准缓冲溶液。

四、实验内容

1. 缓冲溶液的配制

计算配制下列缓冲溶液各 10 mL 时各组分的体积，根据计算结果在大试管中配制，用 pH 试纸测其 pH，并填写下表：

缓冲溶液	pH	缓冲对体积（mL）	pH（测定）
甲	4		0.1 mol/L CH_3COOH 0.1 mol/L CH_3COONa
乙	7		0.1 mol/L NaH_2PO_4 0.1 mol/L Na_2HPO_4
丙	10		0.1 mol/L $NaHCO_3$ 0.1 mol/L Na_2CO_3

2. 缓冲溶液的性质

（1）缓冲溶液对强酸强碱的缓冲作用

用 pH 试纸测定上述缓冲溶液的 pH。另取甲、乙、丙及蒸馏水各 3 mL，分别置于 4 个试管中，各加入 3 滴 0.1 mol/L HCl，测其 pH。按同样的方法测定在上述三种缓冲溶液及蒸馏水中加入 3 滴 0.1 mol/L NaOH 后的 pH，比较缓冲溶液与水中的 pH 的变化，填写下表：

	缓冲溶液（甲）	缓冲溶液（乙）	缓冲溶液蒸馏水（丙）
3 滴 0.1 mol/L HCl			
3 滴 0.1 mol/L NaOH			

（2）缓冲溶液对稀释的缓冲作用

在四支试管中，分别加入 pH=4 的 HCl、缓冲溶液甲，pH=10 的 NaOH、缓冲溶液丙各 10 滴，然后在每支试管中各加入 5 mL 水，混合后用精密度 pH 试纸测 pH，填写下表：

	pH=4 的 HCl	缓冲溶液甲	pH=10 的 NaOH	缓冲溶液丙
加水前的 pH				
加 5 mL 水后的 pH				

3. 缓冲容量

（1）缓冲容量与缓冲对浓度的关系

取两支试管，一支中分别滴加 20 滴 0.1 mol/L CH_3COOH 和 CH_3COONa，另一支中分别加入 20 滴 1 mol/L CH_3COOH 和 CH_3COONa，用 pH 试纸测定它们的 pH。在两支试管中分别加入 2 滴溴酚红指示剂（变色范围 5.6 ~ 6.8，相应颜色为黄、橙、红），然后在两支试管中逐滴加入 1 mol/L NaOH，边加边摇，直至溶液颜色变红，记录各试管中所加的滴数并解释。

（2）缓冲容量与缓冲比的关系

取两个小烧杯，一个分别加入 5 mL 0.1 mol/L NaH_2PO_4 和 5 mL Na_2HPO_4，另一个分别加入 1 mL 0.1 mol/L NaH_2PO_4 和 9 mL Na_2HPO_4，用精密 pH 试纸测得两溶液的 pH 值，然后在每个烧杯中加入 20 滴 0.1 mol/L NaOH，再测其 pH，解释测定结果。

五、注意事项

（1）酸度计的电极洗涤及干燥。

（2）配制溶液时尽量减少误差。

六、思考题

（1）使用 pH 计应注意哪些事项？

（2）标定后，在什么情况下必须应重新标定？

（3）缓冲溶液的 pH 由哪些因素决定？

实验四　玻璃工操作

一、实验目的

（1）掌握制作简单玻璃用具的方法。

（2）熟悉酒精喷灯的操作。

（3）了解玻璃操作的安全防范措施。

二、仪器与试剂

仪器：粗玻璃管、细玻璃管、玻璃棒、镊子、酒精喷灯、三角锉刀（或小砂轮）、乳胶滴头、镊子、火柴、石棉网。

试剂：工业酒精。

三、实验内容

煤气灯的使用与玻璃工操作

1. 加热灯具的使用练习

（1）在酒精喷灯中加入适量的工业酒精。

（2）对灯具做点燃和调试火焰的操作练习。要求一次点燃，点燃灯具后要求先产生小焰文火，再旋转燃气门逐渐调大火焰，然后旋转空气门调出灯具的最高火焰。要求在调试中不产生熄火和内缩火现象。点火、调焰的练习结束后，熄火，并将各开关恢复原状。

2. 细玻璃管的折断

把玻璃管平放在桌子的边缘，左手紧按玻璃管要截断处的近旁，右手拿三角锉刀，让锉棱紧压在要截断的地方，用力朝一个方向（向前或向后）在玻璃管上锉出一道凹痕。注意不要来回拉锉，否则会使断口不齐，也会使切割工具迅速变钝。也可以用小砂轮代替三角锉刀，右手拿小砂轮，左手紧按住玻璃管，将要截断的部位沿着小砂轮转动。锉出来的凹痕要和玻璃管垂直，这样才能使折断面平整。再在凹痕处用水润湿一下，两手平持玻璃管，凹痕向外，两个拇指分别按住凹痕后面的两侧，开始用力宜小，缓缓加大力度直至断开。为了安全，可在锉痕两侧分别以布包衬，然后折断。

3. 玻璃管的弯曲

玻璃管的弯曲操作要借助酒精喷灯进行。酒精喷灯火焰可简单分为外焰、内焰、焰心，内焰为蓝色火焰，外焰为红色火焰。一般拉制玻管时都要求在内焰和外焰交接处，即最高火焰温度的 2/3 处加热。

弯曲时先按所需要长度截一段玻璃管，用布擦净，在需要弯曲处用粉笔做好记号，用小火预热需弯曲处，然后调节火焰，斜持玻璃管在氧化焰中加热（也可用“鱼尾”罩罩在酒精喷灯上，以扩大加热面积），缓慢而均匀地朝同一方向转动玻璃管。当玻璃管红软时，离开火焰，按照需要弯成一定角度，同时检查角度是否正确、玻璃管是否在同一平面上，如不符合要求，则趁玻璃管尚软，还没有定型时纠正，然后置于石棉网上自然冷却。

操作注意事项：在火焰上加热时尽量不要往外拉玻璃管。要弯的角度越小（如 60° 角、U 形管等），玻璃管的受热面积就要越大，也就是两手持玻璃管应更倾斜些。如果受热面积小或转动不均匀，则弯曲时玻璃管容易瘪。弯曲时应两手握住玻璃管的上部，玻璃管的弯曲部分放在两手中间的下方，均匀向中间用力，使玻璃管呈“V”字形。

4. 玻璃管的熔光

把待熔光的截断面斜插在酒精喷灯的氧化焰中加热，并不时地缓缓转动，直到截面光滑。不要长时间放在火焰中，否则管口直径会收缩变小，甚至封住。熔光后把玻璃管放在石棉网上冷却。

5. 拉制毛细管（内径 0.1 ~ 0.15 cm）

取一根长约 20 cm 的细玻璃管，在氧化焰中加热。加热的方法和玻璃管的弯曲相同，但加热时两手要平持玻璃管，玻璃管的受热面积不能太大，受热的时间要长些。待玻璃管烧到红热、快要变形时离开火焰，沿水平方向慢慢地向两边拉开，边拉边转动，直到达到所需要的细度，趁玻璃管尚软，还没有定型时，一手拿玻璃管，让它自然下垂，直到平直定型。冷却后把玻璃管的拉细处沿着小砂轮转动，折断后即得 15 ~ 20 cm 长的毛细管。

6. 制滴管

取一根长约 24 cm 的细玻璃管，在中间加热并拉细，方法和拉制毛细管相同，但不要拉得太长、太细。截成两段后，稍微烧一下尖嘴，使之光滑，再把粗的一端烧软，并立即垂直地往石棉网上轻轻一压。或者进行翻边，即把粗的一端管口倾斜地放在煤气灯的氧化焰中加热，不时地缓缓转动，直到红软，离开火焰，把镊子尖端（只能用镊子尖端，否则玻璃管管口翻成的喇叭口太大）放在玻璃管口，并继续转动玻璃管，使玻璃管口向外翻出。冷却后安上乳胶滴头，即成滴管。

四、注意事项

（1）玻璃管的断口面不平整，易割伤皮肤。

（2）玻璃管弯好后，先在小火上进行退火，然后再放于石棉网上。

（3）实验过程中，应避免烧伤、烫伤。

五、思考题

（1）截断玻璃管时要注意什么问题？在火焰上加热玻璃管时，怎样才能防止玻璃管被拉弯？

（2）弯曲和拉细玻璃管时，软化玻璃管的温度有何不同？弯制好的玻璃管如果立即和冷的物件接触会产生什么不良后果？应当怎样避免这种情况？

第三章　含水盐化合物制备实验技术

第一节　概　述

日常生活中常见的盐有食盐（$NaCl$）、纯碱（Na_2CO_3）、小苏打（$NaHCO_3$）等，通常的盐类是亲水性的（Hydrophilic），盐类中的阳离子和阴离子分别被水分子包围而溶解于水。

人体需要的盐类元素主要有钠、钾、氯、钙、磷、铁、碘、钴、锰、锌等。它们有的是维持人体正常生理机能不可缺少的物质，有的是人体的重要组成成分。例如，钠跟维持细胞外液的渗透压、体内酸碱平衡等有关；氯对形成胃酸、维持渗透压起重要作用；钾对维持细胞内液的渗透压起主导作用，并参与糖及蛋白质的代谢；钙和磷是骨骼和牙齿的组成成分；铁是血红蛋白的组成成分；碘是甲状腺的组成成分。

第二节　性　质

一、盐的溶解性

盐大都是晶体，不同种类的盐在水中的溶解性差异很大。例如，硝酸钾易溶，硫酸钙微溶，硫酸钡难溶。

二、结晶水、结晶水合物和风化

1. 结晶水

有些晶体从其饱和溶液中析出时，结合有一定数目的水分子，这样的水分子叫作结晶水。

2. 结晶水合物

含有结晶水的物质叫做结晶水合物，如 $CuSO_4 \cdot 5H_2O$、$Na_2CO_3 \cdot 10H_2O$、$FeSO_4 \cdot 7H_2O$（七水合硫酸亚铁，绿矾）、$KAl(SO_4)_2 \cdot 12H_2O$（十二水合硫酸铝钾，明矾）等。

3. 风　化

常温时，结晶水合物在干燥的空气里，逐渐失去结晶水而成为粉末的现象称作风化。

第三节　实验项目

实验一　五水合硫酸铜的制备与提纯

一、实验目的

（1）掌握硫酸铜（$CuSO_4 \cdot 5H_2O$）的制备和提纯。
（2）熟悉重结晶和过滤的方法。
（3）了解溶解度与温度的关系。

二、实验原理

铜是不活泼金属，不能直接和稀硫酸发生反应来制备硫酸铜，可先将铜粉在空气中灼烧，氧化成氧化铜，再将其溶于硫酸而制得硫酸铜。反应如下：

$$2Cu + O_2 = 2CuO \text{（黑色）}$$

$$CuO + H_2SO_4 = CuSO_4 + H_2O$$

溶液中除生成的硫酸铜外，还含有其他一些可溶性或不溶性杂质，不溶性杂质可通过过滤除去。可溶性杂质包括 Fe^{2+} 和 Fe^{3+}，一般是先将 Fe^{2+} 用氧化剂（如 H_2O_2 溶液）氧化为 Fe^{3+}，然后调节溶液 pH 至 3，并加热煮沸，以 $Fe(OH)_3$ 形式沉淀除去。

$$2Fe^{2+} + 2H^+ + H_2O_2 = 2Fe^{3+} + 2H_2O$$

$$Fe^{3+} + 3H_2O = Fe(OH)_3\downarrow + 3H^+$$

$CuSO_4 \cdot 5H_2O$ 在水中的溶解度随温度变化较大，因此可采用蒸发浓缩，再冷却结晶过滤的方法，将 $CuSO_4$ 溶液中的杂质除去，得到蓝色五水合硫酸铜晶体。

三、仪器和试剂

仪器：电子天平、酒精灯、铁架台、布氏漏斗、抽滤瓶、100 mL 烧杯、玻棒、50 mL 量筒、蒸发皿、滤纸、剪刀、石棉网、称量纸、药匙。

试剂：CuO 粉、3 mol/L H_2SO_4、3% H_2O_2、$CuCO_3$（化学纯）、pH 试纸。

四、实验内容

1. 粗 $CuSO_4$ 溶液的制备

用量筒量取 10 mL 3mol/L H_2SO_4 溶液，倒入洁净的蒸发皿里，放在石棉网上用小火加热，一边搅拌一边用药匙慢慢地加入 CuO 粉末，直到 CuO 过量，不再反应为止。如出现结晶，则可加入少量蒸馏水。反应完全后溶液呈蓝色。

2. $CuSO_4$ 溶液的精制

在 1 中的 $CuSO_4$ 溶液中滴加 2 mL 3% H_2O_2，将溶液加热，当 Fe^{2+} 完全氧化后，慢慢加入 $CuCO_3$ 粉末，同时不断搅拌，直到溶液 pH=3（用 pH 试纸测试溶液的 pH，控制溶液 pH=3），再加热至沸，趁热减压过滤，将滤液转移至干净的 100 mL 烧杯中。

3. $CuSO_4 \cdot 5H_2O$ 晶体的制备

在精制后的 $CuSO_4$ 溶液中，滴加 3 mol/L H_2SO_4，使溶液酸化，调节溶液至 pH=1 后，转移至干净的蒸发皿中，用酒精灯小火加热蒸发至液面出现晶膜时停止。在室温下冷却至晶体析出，然后减压过滤，晶体用滤纸吸干后，称重，计算产率。

五、注意事项

（1）难溶性杂质可用过滤法除去。

（2）生成的 $CuSO_4 \cdot 5H_2O$ 晶体呈深蓝色板状或短柱状。

（3）在室温下冷却至晶体析出过程中，勿用玻璃棒搅拌。

六、思考题

（1）为什么可以用重结晶法提纯粗 $CuSO_4 \cdot 5H_2O$？

（2）蒸发、结晶制备 $CuSO_4 \cdot 5H_2O$ 时，为什么刚出现晶膜时就应停止加热，而不能将溶液蒸干？

（3）为什么要趁热减压过滤？

实验二 葡萄糖酸锌的制备

一、实验目的

（1）掌握葡萄糖酸锌的制备方法。
（2）熟悉重结晶的实验操作。
（3）了解热过滤的方法。

二、实验原理

实验室用葡萄糖酸钙与等物质的量的硫酸锌反应，制得葡萄糖酸锌。其反应式如下：

$$Ca(C_6H_{11}O_7)_2 + ZnSO_4 \rightleftharpoons Zn(C_6H_{11}O_7)_2 + CaSO_4\downarrow$$

三、仪器与试剂

仪器：电子天平、恒温水浴、循环水真空泵、酒精灯、蒸发皿、200 mL 烧杯、100 mL 量筒、玻璃棒、铁架台、石棉网、玻璃漏斗、滤纸、布氏漏斗、称量纸。

试剂：葡萄糖酸钙、$ZnSO_4 \cdot 7H_2O$、95% 乙醇。

四、实验内容

（1）量取 32 mL 蒸馏水倒入 200 mL 烧杯中，加热至 80 ~ 90 °C，倒入 5.4 g $ZnSO_4$，使之完全溶解，将烧杯放入 90 °C 的恒温水浴中，再逐渐加入葡萄糖酸钙 8 g，并不断搅拌。

（2）在 90 °C 水浴上保温 20 min 后趁热过滤，滤液移至蒸发皿中并加热浓缩至黏稠状，冷至室温后，加 95% 乙醇 20 mL 并不断搅拌，此时有大量的胶状葡萄糖酸锌析出。

（3）用倾析法去除乙醇液，再在沉淀上加 95% 乙醇 20 mL，充分搅拌后，沉淀转变成晶体状，抽干，即得粗品。

（4）将粗品加水 20 mL，加热溶解，趁热过滤。将滤液冷至室温，加 95% 乙醇 20 mL 并充分搅拌，冷却结晶。结晶析出后，抽干，即得纯品，50 °C 烘干。

五、注意事项

（1）制备粗品和重结晶过程一定要不断搅拌。

（2）采用热过滤（热漏斗）法时，将短颈玻璃漏斗放置于铜制的热漏斗内，热漏斗内装有热水以维持溶液的温度。内部的玻璃漏斗的颈部要尽量短些，以免过滤时溶液在漏斗颈内停留过久，散热降温时，析出晶体使装置堵塞。也可取无颈漏斗（普通玻璃漏斗除去漏斗颈）置于水浴装置上方，用蒸汽加热，然后进行过滤，这种方法较热漏斗法更简单易行。

六、思考题

（1）为什么反应需在 90 °C 恒温水浴中进行？
（2）为什么可以用葡萄糖酸钙制备葡萄糖酸锌？

实验三　硫酸亚铁铵的制备

一、实验目的

（1）掌握复盐的制备方法。
（2）熟悉常压过滤和减压过滤、蒸发浓缩和结晶等基本操作。
（3）了解复盐的特征。

二、实验原理

铁屑溶于稀硫酸可得硫酸亚铁溶液：

$$Fe + H_2SO_4 = FeSO_4 + H_2\uparrow$$

然后加入硫酸铵并使其全部溶解，加热浓缩所制得的混合液，冷至室温，便析出硫酸亚铁铵的晶体。

$$FeSO_4 + (NH_4)_2SO_4 + 6H_2O = FeSO_4\cdot(NH_4)_2SO_4\cdot 6H_2O$$

硫酸亚铁铵又称摩尔盐，是浅蓝绿色单斜晶体，它溶于水，但难溶于乙醇。它比硫酸亚铁稳定，在空气中不易被氧化，所以在定量分析中可作为基准物质，用来直接配制标准溶液或标定未知溶液的浓度。

在一定温度范围内，$FeSO_4\cdot(NH_4)_2SO_4\cdot 6H_2O$ 的溶解度比组成它的每一组分（$FeSO_4$ 和 $(NH_4)_2SO_4$）的溶解度都小。因此，很容易从硫酸亚铁和硫酸铵混合溶液制得并结晶出 $FeSO_4\cdot(NH_4)_2SO_4\cdot 6H_2O$。在制备过程中为了使 Fe^{2+} 不被氧化和水解，溶液需保持足够的酸度（pH 为 1 ~ 2）。

三、仪器与试剂

仪器：250 mL 锥形瓶、烧杯（50 mL 和 800 mL 各一只）、酒精灯、石棉网、量筒、玻璃漏斗、漏斗架、玻棒、布氏漏斗、循环水真空泵、抽滤瓶、温度计、蒸发皿、电子天平、滤纸。

试剂：3 mol/L H_2SO_4溶液、$(NH_4)_2SO_4$固体、铁屑、95% C_2H_5OH、10%Na_2CO_3溶液。

四、实验内容

1. 铁屑的清洗

称取 2g 铁屑于锥形瓶中，加入 10mL 10%Na_2CO_3溶液，水浴加热 10 min，倾去碱液，用蒸馏水把铁屑冲洗干净。

2. $FeSO_4$的制备

向盛有铁屑的锥形瓶中加入 15 mL 3 mol/L H_2SO_4溶液，水浴加热（温度低于 80 °C）至不再有气泡冒出为止。反应过程中要适当补充些水，以保持原体积。趁热过滤。滤液滤在清洁的蒸发皿中，用数毫升（2～3 mL）热水洗涤锥形瓶及漏斗上的残渣。将锥形瓶中的和滤纸上未反应铁屑用滤纸吸干后称重。从反应的铁屑量求算生成的 $FeSO_4$ 的理论产量。

3. $FeSO_4 \cdot (NH_4)_2SO_4 \cdot 6H_2O$ 的制备

根据以上计算出的 $FeSO_4$的理论产量，按照 $FeSO_4$与 $(NH_4)_2SO_4$以 1 : 0.75 的质量比，称取固体 $(NH_4)_2SO_4$ 若干克，溶于 10 mL 热蒸馏水中，所得 $(NH_4)_2SO_4$ 溶液与 $FeSO_4$ 溶液混合，并保持混合溶液呈酸性。在水浴上蒸发、浓缩至溶液表面刚有结晶膜出现，放置，让其慢慢冷却，即有硫酸亚铁铵晶体析出。观察晶体颜色。用布氏漏斗减压过滤，尽可能使母液与晶体分离完全；再用少量酒精洗去晶体表面的水分。晶体用滤纸吸干后，称重，计算产率。

五、注意事项

（1）由于铁屑中含有杂质，本试验在合成过程中，有少量有毒气体 AsH_3、H_2S、PH_3 放出，应注意通风。

（2）铁屑与稀硫酸在水浴下反应时，产生大量的气泡，因此水浴温度不要高于 80 °C，否则大量的气泡会从瓶口冲出影响产率，此时一定要注意一旦有泡沫冲出要补充少量水。

（3）在 $FeSO_4$溶液中加入固体 $(NH_4)_2SO_4$后，必须充分摇动，至 $(NH_4)_2SO_4$完全溶解后，才能进行蒸发浓缩。

（4）加热浓缩时间不宜过长。浓缩到一定体积后，需在室温放置一段时间，以待结晶析出、长大。

六、思考题

（1）铁屑与稀硫酸反应，哪种反应物需过量，为什么？反应为什么必须通风？

（2）浓缩硫酸亚铁铵溶液时，能否浓缩至干？为什么？

（3）怎样计算硫酸亚铁铵的产率？

第四章　碱金属、碱土金属实验技术

第一节　概　述

一、碱金属

周期表中第ⅠA族（除氢元素外）包括锂（Li）、钠（Na）、钾（K）、铷（Rb）、铯（Cs）、钫（Fr）6种元素，因其氧化物的水溶液呈强碱性而称为碱金属元素。

二、碱金属的通性

（1）碱金属价电子构型为ns^1，内层为稀有气体稳定电子层结构。价电子很容易失去，呈+1价。

（2）碱金属元素都有较大的原子半径，同周期从ⅠA到ⅡA原子半径逐渐减小，同族中从上到下原子半径逐渐增大。

（3）碱金属元素电离能和电负性均较小，其变化规律为同周期从ⅠA到ⅡA增大，同族中从上到下顺序减小。

三、碱土金属

元素周期表中第ⅡA族包括铍（Be）、镁（Mg）、钙（Ca）、锶（Sr）、钡（Ba）、镭（Ra）6种元素。

碱土金属元素价电子层构型为ns^2，有较大的原子半径，易失去2个电子，形成+2价的阳离子。碱土金属的金属性仅次于碱金属，性质与碱金属相似。

四、碱土金属的通性

（1）碱土金属单质的熔点和沸点比碱金属高。

（2）碱土金属单质随着原子序数的增大，从上到下原子半径逐步增大，密度依次增大，熔点和沸点依次降低，金属性依次增强。

第二节　碱金属、碱土金属的性质

一、碱金属的化学性质

1. 碱金属与水反应

碱金属单质与水反应放出氢气并生成氢氧化物。

2. 碱金属与非金属反应

碱金属与非金属反应生成氧化物、过氧化物、超氧化物、氢氧化物等。

二、碱土金属的化学性质

1. 碱土金属与水反应

碱土金属单质与水反应放出氢气，但不如碱金属剧烈。

2. 碱土金属与非金属反应

碱土金属与非金属反应生成氧化物、过氧化物、超氧化物、氢氧化物等。

第三节　离子鉴定

一、Na^+、K^+ 的鉴定

1. 焰色反应

用铂丝环蘸取 Na^+、K^+ 溶液，在无色火焰上灼烧，Na^+ 使火焰呈黄色，K^+ 使火焰呈紫色。

2. 醋酸锌法、亚硝酸钴法

钠盐与醋酸铀酰锌溶液生成柠檬黄色醋酸铀酰锌钠沉淀，钴亚硝酸钠与钾盐生成黄色钴亚硝酸钠钾沉淀。

二、Mg^{2+} 的鉴定

镁试剂法：在盛有 Mg^{2+} 溶液的试管中加入 NaOH 试液，生成白色沉淀，再加入镁试剂，沉淀变成蓝色。

三、Ca^{2+} 的鉴定

1. 焰色反应

用铂丝环蘸取 Ca^{2+} 溶液，在无色火焰上灼烧，火焰呈砖红色。

2. 沉淀反应

在盛有 Ca^{2+} 溶液的试管中，加入草酸铵试液，生成白色草酸钙沉淀，沉淀不溶于醋酸，但溶于盐酸和硝酸。

四、Ba^{2+} 的鉴定

1. 焰色反应

用铂丝环蘸取 Ba^{2+} 溶液，在无色火焰上灼烧，火焰呈黄绿色。

2. 沉淀反应

在盛有 Ba^{2+} 溶液的试管中，加入 K_2CrO_4 试液，生成黄色铬酸钡沉淀。沉淀不溶于醋酸，但溶于盐酸和硝酸，生成橙色 $Cr_2O_7^{2-}$ 溶液。

第四节　实验项目

实验一　药用氯化钠的制备及杂质限度检查

一、实验目的

（1）掌握药用氯化钠的制备原理和方法。
（2）熟悉蒸发、结晶、过滤等基本操作。
（3）了解减压过滤的方法。

二、实验原理

药用氯化钠是以粗食盐为原料进行提纯。粗食盐中含有不溶性杂质（如泥沙等）和可溶性杂质（主要包括 K^+、Ca^{2+}、Mg^{2+}、Fe^{3+}、SO_4^{2-} 等）。不溶性杂质可采用溶解和过滤的方法除去，可溶性杂质要用化学方法除去。

首先在粗食盐溶液中加入稍过量的 $BaCl_2$ 溶液，即可将 SO_4^{2-} 转化为难溶解的 $BaSO_4$ 沉淀而除去。反应如下：

$$Ba^{2+} + SO_4^{2-} = BaSO_4\downarrow$$

将溶液过滤，除去 $BaSO_4$ 沉淀。再加入 NaOH 和 Na_2CO_3 溶液，发生下列反应：

$$2Mg^{2+} + 2OH^- + CO_3^{2-} = Mg_2(OH)_2CO_3\downarrow$$

$$Ca^{2+} + CO_3^{2-} = CaCO_3\downarrow$$

$$Ba^{2+} + CO_3^{2-} = BaCO_3\downarrow$$

$$Mg^{2+} + 2OH^- = Mg(OH)_2$$

$$2Fe^{3+} + 3CO_3^{2-} + 3H_2O = 2Fe(OH)_3\downarrow$$

$$Fe^{3+} + 3OH^- = Fe(OH)_3\downarrow$$

食盐溶液中的杂质 Mg^{2+}、Ca^{2+}、Fe^{3+}以及沉淀 SO_4^{2-} 时加入的过量的 Ba^{2+} 便相应转化为难溶的 $Mg_2(OH)_2CO_3$、$CaCO_3$、$Fe(OH)_3$、$BaCO_3$ 沉淀，从而可通过过滤的方法除去。

过量的 NaOH 和 Na_2CO_3 可用盐酸溶液中和而除去。

少量可溶性杂质（如 K^+、Br^-、I^-等），由于含量很少，可根据溶解度的不同，在结晶时使其残留在母液中而除去。

对产品杂质限度的检查，是根据沉淀反应原理，用样品管和标准管在相同条件下进行比浊试验，样品管不得比标准管更深。

三、仪器与试剂

仪器：酒精灯、蒸发皿、布氏漏斗、玻璃漏斗、烧杯、电子天平、纳氏比色管、循环水真空泵、滤纸、烘箱、玻璃棒、称量纸、铁架台、石棉网。

试剂：粗盐、2 mol/L HCl、6 mol/L HCl、饱和 Na_2CO_3、6 mol/L $NH_3 \cdot H_2O$、2 mol/L NaOH、1 mol/L NaOH、0.25 mol/L $(NH_4)_2C_2O_4$、25% $BaCl_2$、镁试剂、pH 试纸。

四、实验内容

1. 药用氯化钠的制备

（1）除去不溶性杂质

称取 20.0 g 粗盐于蒸发皿中加热翻炒（使有机物碳化）。转移至烧杯中，加 70 mL 蒸馏水，加热搅拌使其溶解。倾析法过滤，除去沉淀，得滤液。

（2）除去 Ca^{2+}、Mg^{2+}、Fe^{3+} 和 SO_4^{2-}

① 去除SO_4^{2-}。

将溶液加热至沸腾，边搅拌变滴加 25%$BaCl_2$ 溶液至SO_4^{2-}除尽为止。加热煮沸数分钟。用倾析法过滤，除去沉淀，得到滤液。

② 除去 Ca^{2+}、Mg^{2+}、Fe^{3+} 和过量的 Ba^{2+}。

将滤液加热至沸腾，边搅拌边滴加 2 mol/L NaOH 溶液和饱和 Na_2CO_3 溶液至溶液 pH 值约等于 11。

③ 除去剩余的CO_3^{2-}。

加热搅拌溶液，滴加入 6 mol/L HCl 至 pH 约为 3。继续加热煮沸数分钟，用倾析法过滤，将滤液转移至蒸发皿。

（3）蒸发、结晶

加热蒸发以浓缩上述溶液，并不断搅拌至稠状后趁热抽滤（母液中包含了要去除的 K^+、Br^-、I^-等），转入蒸发皿内用小火烘干。冷却至室温，放入 50 °C 烘箱彻底烘干。

2. 产品纯度的定性检查

各取 1 g 粗盐和药用氯化钠，分别用 5 mL 蒸馏水溶解，然后各盛于 3 支纳氏比色管中（每管约 1.5 mL），组成 3 组，按如下方法对照检验其纯度。

（1）SO_4^{2-} 的检验

在第一组的两支纳氏比色管中各加入 2 滴 25% $BaCl_2$ 溶液，在药用氯化钠溶液中应无 $BaSO_4$ 白色沉淀产生。

（2）Ca^{2+} 的检验

在第二组的两支纳氏比色管中各加入 5 滴 6 mol/L $NH_3 \cdot H_2O$、2 滴 0.25 mol/L$(NH_4)_2C_2O_4$ 溶液，在药用氯化钠溶液中应无 CaC_2O_4 白色沉淀产生。

（3）Mg^{2+} 的检验

在第三组的两支纳氏比色管中各加入 2 滴 1 mol/L NaOH 溶液，使其呈碱性，再各加入 1 滴镁试剂，在药用氯化钠溶液中应无蓝色沉淀产生。

五、注意事项

（1）将粗盐加水至全部溶解为限，用水量不能过多。

（2）在加沉淀剂过程中，溶液煮沸时间不宜过长，以免水分蒸发而使 NaCl 晶体析出，若发现液面有晶体析出时，可适当补充蒸馏水。

（3）加热浓缩过程中，当大量 NaCl 晶体析出时，要不断搅拌（玻璃棒尽量平放在溶液中）以破坏表层薄膜，防止 NaCl 晶体外溅。

（4）浓缩时不可蒸发至干，要保留少量水分，以使 Br^-、I^-、K^+ 等随母液去掉，并在抽滤时用玻璃瓶盖尽量将晶体压干。

（5）小火烘干至颗粒不冒水汽，不呈团粒而成粉状，无“噼啪”的响声。

（6）正确使用纳氏比色管，注意平行条件，用水稀释至刻度后再摇匀。

（7）倾析法也是将固体液体分开的操作，是先把清液倾入漏斗中，让沉淀尽可能地留在烧杯内。这种过滤方法可以避免沉淀过早堵塞滤纸小孔而影响过滤速度，最后大多数固体还是在烧杯中。

六、思考题

（1）怎样除去粗食盐中的 Mg^{2+}、Ca^{2+}、K^{+} 和 SO_4^{2-} 等杂质？
（2）怎样除去过量的沉淀剂 $BaCl_2$、NaOH 和 Na_2CO_3？
（3）提纯后的药用氯化钠溶液浓缩时为什么不能蒸干？
（4）怎样检验提纯后药用氯化钠的纯度？

实验二　碱金属和碱土金属的性质

一、实验目的

（1）掌握钠、钾、镁、钙、锶、钡离子的鉴定方法。
（2）熟悉镁、钙、钡的氢氧化物的生成和性质。
（3）了解钠、钾、镁、钙、钡等难溶盐的生成及部分难溶盐的溶解性。

二、仪器与试剂

仪器：离心机、坩埚、坩埚钳、漏斗、研钵、镍铬丝、镊子、钴玻璃、泥三角、酒精灯、酒精喷灯。

试剂：1 mol/L H_2SO_4、2 mol/L HAc、2 mol/L HCl、2 mol/L HNO_3、2 mol/L NaOH、2 mol/L $NH_3 \cdot H_2O$、0.1 mol/L K_2CrO_4、0.01 mol/L $KMnO_4$、0.1 mol/L $MgCl_2$、0.1 mol/L $CaCl_2$、0.1mol/L $BaCl_2$、0.5 mol/L $BaCl_2$、0.5 mol/L $SrCl_2$、0.1 mol/L Na_2SO_4、0.1 mol/L Na_2CO_3、1 mol/L NH_4Cl、饱和 NH_4Cl 溶液、饱和 $(NH_4)_2C_2O_4$ 溶液、0.5 mol/L NaCl、$NH_3 \cdot H_2O$-$(NH_4)_2CO_2$ 混合液、0.5 mol/L $(NH_4)_2CO_3$、0.1 mol/L Na_2HPO_4、0.1 mol/L 醋酸铀酰锌溶液、0.5 mol/L KCl、$Na_3[Co(NO_2)_6]$、金属钠、镁条、pH 试纸、0.1% 酚酞、砂纸、混合液 1 号。

三、实验内容

1. 金属钠、镁的性质

（1）与水作用

① 钠与水作用。

用镊子取一块绿豆大小的金属钠，用滤纸吸干表面的煤油，放入盛水的烧杯中，观察反应现象（准备好一个普通漏斗，当金属放入水中后，将漏斗盖在烧杯口上），检查反应后水溶液的酸碱性。

② 镁与水作用。

取一段镁条，用砂纸擦去表面的氧化物，放入一支试管，加入少量水，观察有无反应，然后将试管加热，观察反应现象，并检查水溶液的酸碱性，写出反应方程式。

（2）与氧作用

① 金属钠的氧化。

取一块绿豆大小的金属钠，用滤纸吸干其表面的煤油，放入干燥的坩埚中加热，至金属钠开始燃烧时停止加热，观察反应现象和产物的颜色和状态。

将反应产物冷却后，加入 5 滴水，观察反应现象，测试溶液的酸碱性，并检验溶液中是否有 H_2O_2 生成，将溶液用 1 mol/L H_2SO_4 酸化，用加入 2 滴 0.01 mol/L $KMnO_4$，观察紫色是否褪去。

② 镁的燃烧。

取一根镁条，用砂纸擦去表面的氧化膜，然后用坩埚钳夹住在酒精灯上点燃，观察燃烧现象以及产物的颜色、状态，写出反应方程式。

2. 镁、钙、钡的氢氧化物的生成和性质

（1）氢氧化镁的生成和性质

在三支试管中，各加入 0.5 mL 0.1 mol/L$MgCl_2$ 溶液，再各滴加 0.5 mL 2mol/L NaOH 溶液，观察生成的氢氧化镁的颜色和状态。然后分别将饱和 NH_4Cl 溶液、2 mol/L HCl、2mol/LNaOH 溶液加入氢氧化镁中，观察反应现象，并写出反应方程式。

（2）镁、钙、钡氢氧化物的溶解性

① 在三支试管中分别加入 0.5 mL 浓度均为 0.1 mol/L 的 $MgCl_2$、$CaCl_2$、$BaCl_2$ 溶液，然后加入等体积新配制的（不含 CO_3^{2-}）2 mol/L NaOH 溶液，观察三支试管中沉淀的量。根据实验结果比较镁、钙、钡氢氧化物溶解度的大小。

② 在三支试管中，分别加入 0.5 mL 浓度均为 0.1 mol/L 的 $MgCl_2$、$CaCl_2$、$BaCl_2$ 溶液，然后加入等体积新配制的 2 mol/L $NH_3 \cdot H_2O$，观察现象。

3. 钾、钠的难溶盐

（1）钠难溶盐的生成（钠离子的鉴定反应）

取 1 滴钠盐溶液，加入 8 滴醋酸铀酰锌溶液，用玻璃棒摩擦试管内壁，观察柠檬黄色结晶沉淀 $NaAc \cdot Zn(Ac)_2 \cdot 3UO_2 \cdot (Ac)_2 \cdot 9H_2O$（醋酸铀酰锌钠）的生成。此反应可作为钠盐的鉴定反应。

（2）钾难溶盐的生成（钾离子的鉴定反应）

钴亚硝酸钠 $Na_3[Co(NO_2)_6]$ 与钾盐生成黄色 $K_2Na[Co(NO_2)_6]$ 沉淀。该反应可在点滴板上进行。加一滴钾盐溶液在点滴板上，然后加 1 ~ 2 滴钴亚硝酸钠试剂，观察现象。此反应可作为钾的鉴定反应：有黄色 $K_2Na[Co(NO_2)_6]$ 沉淀的出现，表明钾离子存在。

4. 钙、镁、钡难溶盐的生成及其溶解性

（1）硫酸盐（钡离子的鉴定反应）

在 3 支试管中分别加入 5 滴浓度均为 0.1 mol/L 的 $MgCl_2$、$CaCl_2$、$BaCl_2$ 溶液，然后各加入 5 滴 0.1 mol/L 的 Na_2SO_4 溶液，如无沉淀产生，可用玻璃棒摩擦试管内壁，观察反应产物的颜色和状态，分别用 2 mol/L HNO_3 试验各沉淀的溶解性，写出溶解度的大小。钡离子与硫酸根生成不溶于强酸的白色 $BaSO_4$ 沉淀，可作为钡离子的鉴定反应。

（2）碳酸盐

① 取 3 支试管分别注入 5 滴浓度均为 0.1 mol/L 的 $MgCl_2$、$CaCl_2$、$BaCl_2$ 溶液，然后各加入 5 滴 0.1 mol/L 的 Na_2CO_3 溶液，观察现象，根据上述碳酸盐对 2 mol/L HAc 溶液的反应，写出反应式。

② 取 3 支试管分别注入 5 滴浓度均为 0.1mol/L 的 $MgCl_2$、$CaCl_2$、$BaCl_2$ 溶液，然后各加入 2 滴 2 mol/L 的 $NH_3 \cdot H_2O$ 和 4 滴 1 mol/L 的 NH_4Cl 溶液，再各加入 3 滴 0.5 mol/L 的 $(NH_4)_2CO_3$ 溶液，观察现象。

（3）草酸钙（钙离子的鉴定反应）

先取 3 支试管分别注入 5 滴浓度均为 0.1 mol/L 的 $MgCl_2$、$CaCl_2$、$BaCl_2$ 溶液，然后各加入 0.5 mL 饱和 $(NH_4)_2C_2O_4$ 溶液，观察现象，若有沉淀生成，则分别用 2 mol/L HAc、2 mol/L HCl 试验各沉淀的溶解性。白色 CaC_2O_4 沉淀不溶于 HAc 而溶于强酸，可作为钙离子的鉴定反应。

（4）铬酸盐

取 3 支试管分别注入 5 滴浓度均为 0.1 mol/L 的 $MgCl_2$、$CaCl_2$、$BaCl_2$ 溶液，然后各加入 0.1 mol/L 的 K_2CrO_4 溶液，观察现象。然后分别用 2 mol/L HAc、2 mol/L HCl 试验各沉淀的溶解性。

（5）$MgNH_4PO_4$ 的生成（镁离子的鉴定反应）

在盛有 3 滴 0.1 mol/L $MgCl_2$ 溶液的试管中，加 1 滴 2 mol/L HCl 溶液和 6 滴 0.1 mol/L Na_2HPO_4 溶液，再滴加 2 mol/L $NH_3 \cdot H_2O$，观察 $MgNH_4PO_4$ 白色沉淀的生成。此反应可作为镁离子的鉴定反应。

5. 钾、钠、钙、锶、钡盐的焰色反应

取 5 根镍铬丝蘸以浓 HCl 溶液，在氧化焰中烧至近无色，然后分别蘸以浓度均为 0.5 mol/L 的 KCl、NaCl、$CaCl_2$、$SrCl_2$、$BaCl_2$ 溶液，在氧化焰中灼烧，观察火焰颜色（钾离子通过钴玻璃观察焰色）。

6. 离子的分离与鉴定

取可能含有 Na^+、K^+、NH_4^+、Mg^{2+}、Ca^{2+}、Ba^{2+} 的混溶液“1”号 20 滴，进行分离并鉴定，设计分离鉴定方案。

提示：

（1）利用碳酸盐溶解性的不同，先将钙、钡两种离子与其余四种离子分开；再利用钙、钡离子铬酸盐溶解度的差异将其分开。

（2）铵离子加入强碱会有刺激性气体产生。

（3）铵离子与 $Na_3[Co(NO_2)_6]$ 反应会干扰对钾离子的鉴定，故应用灼烧法除去铵盐（取 0.5 mL 试液放入小烧杯中，加入 1 mL 6 mol/L HCl，蒸干并灼烧至不出现白烟为止，然后将残渣溶于水中做钾离子鉴定）。

废液倒入指定容器中，碱金属应严格按操作规程进行取放和保存。

四、注意事项

（1）金属钠、钾遇水易爆炸，在空气中也易被氧化，所以通常把它们保存在煤油中，放置在阴凉处。使用时在煤油中切割成小块，用镊子夹取，并用滤纸把煤油吸干，切勿与皮肤接触。未用完的金属钠碎屑不能乱丢，可加入少量无水乙醇，使其缓慢溶解。

（2）使用酒精喷灯时须注意，在开启开关、点燃管口气体以前，必须充分灼热灯管，否则流出的酒精不能全部汽化，会有酒精由管口喷出，可能引发火灾。

（3）以焰色反应检查有关金属离子时，必须用干净的铂丝蘸上待测离子液在火焰中灼烧，并注意观察和描述离子的特征焰色。

五、思考题

（1）如何逐一分离 K^+、Mg^{2+}、Ba^{2+}？

（2）如何逐一鉴别 NaOH、NaCl、KOH、$MgSO_4$、K_2CO_3 五种溶液？

（3）有一白色固体不溶于水，用盐酸处理时，则产生气泡，并形成澄清液，用硫酸处理时，也产生气泡，但不能形成澄清液，试鉴定白色固体是何化合物。

（4）金属钠为什么要浸于煤油中保存？

（5）检验镁、钙、钡的氢氧化物的溶解性时，为什么必须新配制 NaOH 溶液？

（6）用 $(NH_4)_2CO_3$ 作沉淀剂沉淀钡离子时，为什么要加入 $NH_3 \cdot H_2O$？

第五章　熔化与凝固实验技术

第一节　基本概念

在物理学中，物质由一种状态变化到另一种状态的过程称之为物态变化。汽化、熔化和凝固都是物态变化。

（1）熔化：物质由固态转变为液态的相变过程。（熔化过程需要吸热）

（2）凝固：物质由液态转变为固态的相变过程。（凝固过程需要放热）

（3）汽化：物质由液态转变为气态的相变过程。汽化的两种方式为蒸发和沸腾。（汽化过程需要吸热）

（4）晶体物质和非晶体物质：有固定的熔化温度的固体叫晶体物质，没有固定熔化温度的固体叫非晶体物质。

（5）熔点：晶体物质熔化时的温度叫熔点。（非晶体物质没有熔点）

晶体物质温度达到熔点后，若持续吸收热量（温度不变），则晶体发生熔化。

（6）凝固点：晶体物质凝固时的温度叫凝固点。（非晶体物质没有凝固点）

晶体物质温度降低到凝固点后，若持续放出热量（温度不变），则晶体物质发生凝固。

第二节　熔化与凝固过程

一、熔化过程

（1）熔化的条件：① 达到熔点；② 继续吸热。

（2）晶体熔化特点：温度保持不变，有固液共存状态。

（3）非晶体熔化特点：温度持续上升。

二、凝固过程

（1）凝固的条件：① 达到凝固点；② 继续放热。

（2）晶体凝固特点：温度保持不变，有固液共存状态。

（3）非晶体凝固特点：温度持续降低。
（4）同一晶体的凝固点与熔点相同。

三、晶体熔化和凝固曲线（见图 5-1）

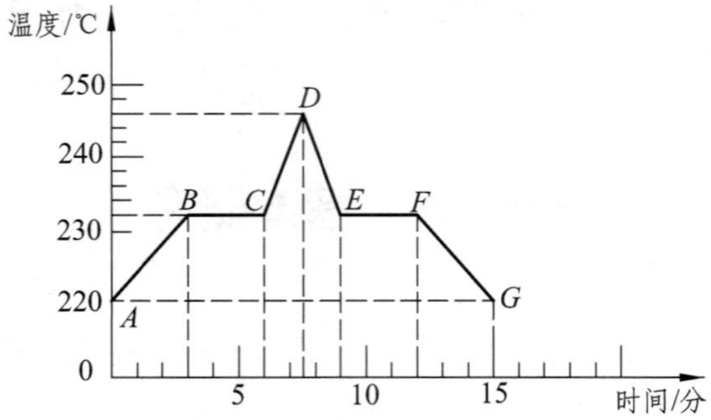

图 5-1　晶体熔化和凝固曲线

在图 5-1 中：

AB 段：晶体吸热升温，不熔化（固态）。

BC 段：晶体吸热，但不升温，开始熔化（固液共存态）。其中 *B* 点为临界点，晶体到此温度即到达熔点，如继续吸热则开始熔化，如不吸热则保持完全固态；*C* 点也为临界点，晶体到达 *C* 点时熔化完成，此时为完全液态。

CD 段：晶体熔化完成后，若继续吸热则继续升温。

DE 段：放热降温，但不凝固（液态）。

EF 段：放热但不降温，开始凝固（固液共存态）。其中 *E* 点为临界点，液体到此温度即到达凝固点，如继续放热则开始凝固，如不放热则保持完全液态；*F* 点也为临界点，晶体到达 *F* 点时凝固完成，此时为完全固态。

FG 段：晶体凝固完成后，如继续放热则继续降温。

第三节　实验项目

实验一　苯甲酸熔点的测定

一、实验目的

（1）掌握用毛细管法测定熔点的操作方法。
（2）熟悉用微机熔点仪测定熔点的操作方法。
（3）了解熔点测定的意义。

二、实验原理

固体物质在大气压力下加热熔化时的温度称为熔点。纯粹的固体有机化合物有固定的熔点，其熔点范围即熔程很小，一般为 0.5 ~ 1 °C，不纯品一般熔点会降低，熔程会增大。

在测定熔点时要记录化合物初熔和全熔时的温度。但是在实际测定熔点的过程中，假如杂质的含量很少就有可能看不到初熔过程，观察到的熔程也比较短。

固体化合物的熔点是极重要的物理常数，纯粹的有机化合物都有固定的熔点，所以熔点测定常用来鉴定有机化合物的纯度和进行未知样的鉴定。如果一个未知样品和一个已知化合物具有相同或非常相近的熔点，可以将两个样品混合后测定熔点，混合熔点与原来熔点相同表示为同一种物质；反之混合熔点较原来低表示两者不是同一种化合物。

三、仪器与试剂

仪器：提勒管（b 形管）、温度计（150 °C）、橡皮塞、熔点毛细管（内径为 1 mm）、玻璃棒、表面皿、橡皮圈、酒精灯、铁架台、烧瓶夹。

试剂：苯甲酸、液体石蜡。

四、实验内容

1. 提勒管测定药物熔点

（1）熔点测定装置如图 5-2 所示。其中图（a）是特制的熔点测定管，称为提勒（Thiele）管（也称为 b 形管），温度计用开口软木塞套上插入，水银球位于上下两叉管口之间，装好样品的熔点管用橡皮圈套在温度计下端，使样品部分恰好置于水银球侧面中部，如图（b）所示。将提勒管夹在铁架台上，提勒管中装入浴液，使液面高度达到提勒管上叉管之上约 0.5 cm 处即可。使用熔点浴最重要的一点是要使受热均匀，便于控制和观察温度。

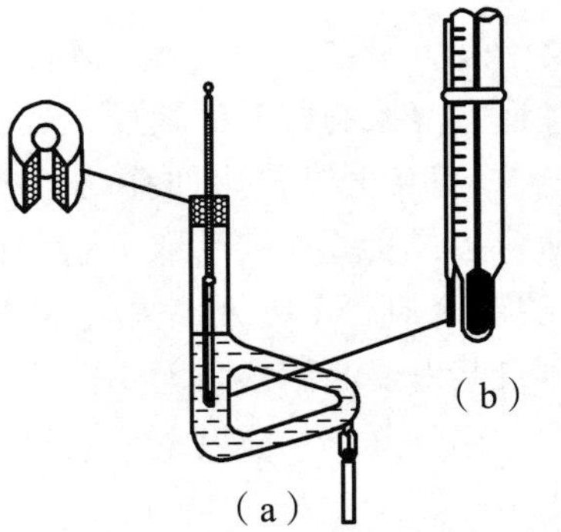

图 5-2　毛细管法测定熔点装置

b 形管熔点测定的操作

（2）取少许苯甲酸干燥样品（0.1 ~ 0.2 g）于干净的表面皿上，聚成一小堆。样品事先用研钵充分研成粉末。将毛细管（长约 7 cm、内径为 1 mm）的一端在酒精灯火焰上加热熔化封口，制得装样品的熔点管。将熔点管开口端向下插入样品粉末中，然后把熔点管开口端向上，轻轻地在桌面上敲击，重复上述操作几次至毛细管内装入高为 2 ~ 3 mm 紧密结实的样品为止。装入样品要求细而实，目的是使传热迅速均匀。

（3）按图 5-2 装好装置，以小火缓慢加热，离样品熔点 20 °C 时，减慢升温速度控制每分钟上升 1 ~ 2 °C。一般在接近熔点时，样品出现收缩，或称为萎缩；开始出现液相时，即为初熔；最后固体完全消失而成为透明时，即为全熔。有的样品会出现分解、炭化等现象，记录时应加以说明。

（4）测定每个样品的熔点，至少要有两次重复数据。每一次测定都必须用全新的熔点管另装样品。

2. 数字熔点测定仪测定药物熔点

使用数字熔点仪进行测定，方便、准确、易于操作。以 WRS-1 数字熔点仪为例，该熔点仪采用光电检测，数字温度显示等技术，具有初熔、全熔自动显示，可与记录仪配合使用，可进行熔化曲线自动记录。该仪器采用集成化的电子线路，能快速达到设定的起始温度，并具有六挡供选择的线性升、降温速率自动控制，初熔、全熔读数可自动储存，无需监管。该熔点仪采用毛细管作样品管。

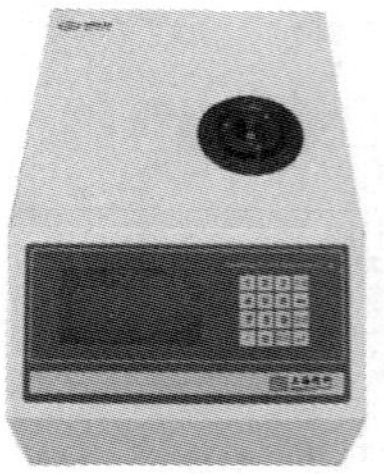

图 5-3 数字熔点测定仪

数字熔点
测定仪的操作

操作步骤：

（1）开启电源开关，稳定 20 min。

（2）通过拨盘设定起始温度，再按起始温度按钮，输入此温度，此时预置灯亮。

（3）选择升温速度，把波段开关旋至所需位置。

（4）当预置灯熄灭时，可插入装有样品的毛细管，此时初熔灯熄灭。

（5）把电表调至零，按升温按钮，数分钟后初熔灯先亮，然后出现全熔读数显示。

（6）按初熔按钮，显示初熔读数，记录初熔温度和全熔温度。

（7）按降温按钮，使温度降至室温，最后切断电源。

五、注意事项

（1）样品要干燥，研细，装结实，才能使热传导迅速均匀。

（2）加热过程中要控制好升温速度，尤其在接近熔点时减缓加热速度，升温速度每分钟不得超过 1 ~ 2 °C，可将酒精灯来回移动，进行间歇性加热。

（3）用提勒管法，实验完毕后取下温度计，让其自然冷却至接近室温时才能用冷水冲洗（若浴液是浓硫酸待冷却后用废纸擦去），否则，容易发生水银柱断裂。

（4）每个样品至少要测两次，但不能将已经用过的毛细管冷却和固化后重复使用，因为有些有机物会发生部分分解，或转变成具有不同熔点的其他晶体。

六、思考题

实验中要注意哪些事项以提高熔点测定的准确度？

第六章　重结晶、蒸馏与简单分馏实验技术

第一节　基本概念

一、重结晶

将晶体溶于溶剂或熔融以后，又重新从溶液或熔体中析出晶体的过程叫重结晶。重结晶可以使不纯净的物质纯化，也可以使混合在一起的盐类彼此分离。重结晶的影响因素有温度、溶剂等，其中，溶剂选择至关重要，最好选择对主要化合物是可溶性的，对杂质是微溶或不溶的溶剂。滤去杂质后，将溶液浓缩、冷却，即得纯净的物质。

二、蒸　馏

蒸馏是利用混合液体或液-固体系中各组分沸点不同，使低沸点组分蒸发，再冷凝，以分离整个组分的单元操作过程，是蒸发和冷凝两种单元操作的联合。与其他的分离方法（如萃取）相比，它的优点在于不需使用系统组分以外的其他溶剂，从而保证不会引入新的杂质。

三、简单分馏

简单分馏是分离几种不同沸点的混合物的一种方法，是将混合物加热，针对混合物中各成分的不同沸点进行冷却，分离成相对纯净的单一物质的过程。简单分馏过程中没有新物质生成，只是将原来的物质分离，属于物理变化。简单分馏实际上是多次蒸馏，它更适合于分离提纯沸点相差不大（小于 30 °C）的液态有机混合物。

第二节　操作方法及步骤

一、重结晶操作步骤

1. 选择适宜的溶剂

在选择溶剂时，根据“相似相溶”的原理，溶质易溶于结构与其相似的溶剂中。可查阅相关的文献和手册，了解某化合物在各种溶剂中不同温度时的溶解度；也可通过实验来确定化合物的溶解度，即取少量的待重结晶物质在试管中，加入不同种类的溶剂进行预试。通过上述方法选择适宜的溶剂。

2. 将待重结晶物质制成热的溶液

制溶液时，溶剂可分批加入，边加热边搅拌，至固体完全溶解，再多加 20% 左右的溶剂（这样可避免热过滤时，晶体在漏斗上或漏斗颈中析出而造成损失）。但不可补加过多的溶剂，否则冷却后析不出晶体。

如需脱色，则待溶液稍冷，加入活性炭（用量为待重结晶物质的 1% ~ 5%），煮沸 5 ~ 10 min（切不可在沸腾的溶液中加入活性炭，那样会有暴沸的危险）。

3. 趁热过滤除去不溶性杂质

趁热过滤时，先熟悉热水漏斗的构造（见图 6-1），放入菊花滤纸（见图 6-2），要使菊花滤纸向外突出的棱角，紧贴于漏斗壁上，先用少量热的溶剂润湿滤纸（以免干滤纸吸收溶液中的溶剂，使结晶析出而堵塞滤纸孔）将溶液沿玻璃棒倒入。过滤时，漏斗上盖上表面皿（凹面向下）以减少溶剂的挥发，盛溶液的器皿一般用锥形瓶（只有水溶液才可收集在烧杯中）。

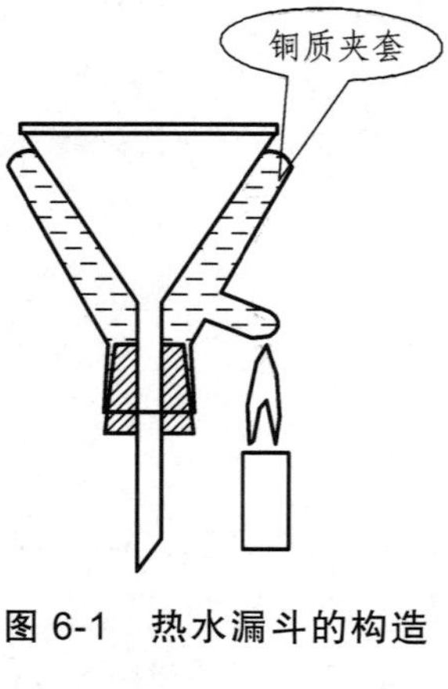

图 6-1　热水漏斗的构造

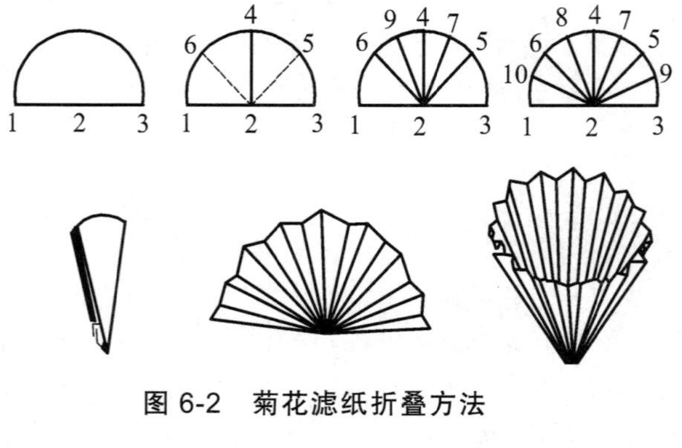

图 6-2　菊花滤纸折叠方法

4. 析出结晶

将滤液冷却或蒸发溶剂，使结晶析出。

5. 抽　滤

抽滤前先熟悉布氏漏斗的构造及连接方式，将剪好的滤纸放入，滤纸的直径切不可大于漏斗底边缘，否则滤纸会折皱，滤液会从折皱处流过而造成损失。将滤纸润湿后，可先倒入部分滤液（不要将溶液一次倒入），启动循环水真空泵，通过安全瓶上二通活塞调节真空度。开始真空度可低些，这样不致将滤纸抽破，待滤饼已结一层后，再将余下溶液倒入，此时真空度可适当升高些，直至抽干为止。

6. 结晶的洗涤和干燥

用溶剂冲洗结晶再抽滤，除去附着的母液。抽滤和洗涤后的结晶，表面上吸附有少量溶剂，因此尚需用适当的方法进行干燥。固体的干燥方法很多，可根据重结晶所用的溶剂及结晶的性质选择，常用的方法有以下几种：① 空气晾干；② 烘干；③ 用滤纸吸干；④ 置于干燥器中干燥。

二、蒸馏与简单分馏操作步骤

1. 仪器装配

从热源处开始，“自下而上，由左及右”，如图 6-3 所示。

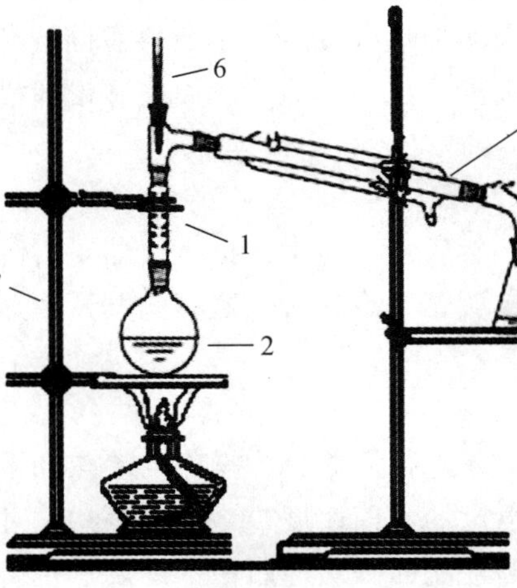

图 6-3　简单分馏装置

1—分馏柱；2—圆底烧瓶；3—直形冷凝管；4—接液管；
5—锥形瓶；6—温度计；7—铁架台

2. 加　料

将待蒸馏液通过玻璃漏斗小心倒入圆底烧瓶中，要注意不使液体从支管流出。加入几粒沸石，安装好温度计，温度计应安装在通向冷凝管的侧口部位（水银球上缘恰好与蒸馏烧瓶支管的接口下缘在同一水平线上）。再一次检查仪器的各部分连接是否紧密和妥善。

3. 加　热

用直形冷凝管时，先由冷凝管下口缓缓通入冷水，自上口流出引至水槽中，然后开始加热。加热时可以看见蒸馏瓶中的液体逐渐沸腾，蒸气逐渐上升。温度计的读数也略有上升。当蒸气的顶端到达温度计水银球部位时，温度计读数就急剧上升，这时应适当调节酒精灯的火焰位置或降低加热电炉或电热套的电压，使加热速度略为减慢。蒸气顶端停留在温度计水银球部位，使瓶颈上部和温度计受热，让水银球上液滴和蒸气温度达到平衡。然后再稍稍加大火焰，进行蒸馏。控制加热温度，调节蒸馏速度，通常以 1 ~ 2 滴/秒为宜。在整个蒸馏过程中，应使温度计水银球上常有被冷凝的液滴，此时温度即为液体与蒸气平衡时的温度，温度计的读数就是液体（馏出物）的沸点。蒸馏时，加热的火焰不能太大，否则会在蒸馏瓶的颈部造成过热现象，使一部分液体的蒸气直接收火焰的热量，这样由温度计测得的沸点就会偏高；另一方面，蒸馏也不能进行得太慢，否则由于温度计的水银球不能被馏出液蒸气充分浸润而使温度计上所测得的沸点偏低或不规范。

4. 观察沸点及收集馏液

进行蒸馏前，至少要准备两个接收瓶（常压蒸馏通常用锥形瓶）。因为在达到预期物质的沸点之前，沸点较低的液体先蒸出，这部分馏液称为“前馏分”或“馏头”。前馏分蒸完，温度趋于稳定后，蒸出的就是较纯的物质，这时应更换一个洁净干燥的接收瓶接收，记下这部分液体开始馏出时和最后馏出时温度计的读数，即为该馏分的沸程（沸点范围）。一般液体中或多或少地含有一些高沸点杂质，在所需要的馏分蒸出后，若再继续升高加热温度，则温度计的读数会显著升高；若维持原来的加热温度，就不会再有馏液蒸出，温度会突然下降，这时就应停止蒸馏。即使杂质含量极少，也不要蒸干，以免蒸馏瓶破裂及发生其他意外事故。

5. 蒸馏完毕后的操作

蒸馏完毕后，应先停止加热，然后停止通水，拆下仪器。拆除仪器的顺序和装配的顺序相反，先取下接收器，然后拆下接液管、冷凝管、蒸馏头和蒸馏瓶等。

6. 简单蒸馏操作的要点

简单分馏操作和蒸馏大致相同，进行简单分馏操作的要点如下：

（1）必须缓慢进行，控制好恒定的蒸馏速度（1 ~ 2 滴/秒），才能有较好的分馏效果。

（2）要有相当量的液体沿分馏柱流回圆底烧瓶中，即要选择合适的回流比，使上升的气流和下降液体充分进行热交换，使易挥发组分尽量上升，难挥发组分尽量下降，分馏效果更好。

（3）在仪器装配时应使分馏柱尽可能与桌面垂直，以保证上面冷凝下来的液体与下面上来的气体进行充分的热交换和质交换，提高分离效果。

（4）必须尽量减少分馏柱的热量损失和波动。分馏柱的外围可用石棉绳包裹，这样可以减少分馏柱内热量的散失，减少风和室温对操作的影响，也可减少热量的损失和波动，使加热均匀，分馏操作才能顺利进行。

（5）根据分馏液体的沸点范围，选用合适的热浴加热（水浴加热，被加热物质温度只能达到 80 °C 以下，需加热至 100 °C 时，可用沸水浴或水蒸气加热；电热套空气浴加热，对沸点高于 80 °C 的液体原则上都可使用；油浴加热，温度一般在 100 ~ 250 °C，可达到的最高温度取决于所用油的种类：如甘油适用于 100 ~ 150 °C，透明石蜡油可加热至 220 °C，硅油或真空泵油在 250 °C 时仍很稳定；砂浴加热，可达到数百度以上）。不能在石棉网上直接用火加热。

第三节　实验项目

实验一　苯甲酸重结晶和减压过滤

一、实验目的

（1）掌握重结晶的实验操作。

（2）熟悉重结晶提纯固体有机化合物的原理和方法。

（3）了解重结晶中选择合适溶剂的基本原则。

二、实验原理

重结晶主要是利用混合物中各组分在某种溶剂中的溶解度不同，或在同一溶剂中不同温度时的溶解度不同，从而使它们实现相互分离，是提纯固体有机物常用方法之一。重结晶一般适用于纯化杂质含量小于 5% 的固体有机化合物。

固体有机化合物在溶剂中的溶解度（Solubility）随温度的变化而变化，一般随温度升高溶解度增加，反之溶解度降低。如果把固体有机物溶解在热的溶剂中制成饱和溶液，然后冷却至室温，则原溶液变成过饱和溶液，有晶体析出。利用溶剂对被提纯物质和杂质的溶解度的不同，使杂质在趁热过滤时被除去或冷却后留在母液中，可达到提纯固体化合物的目的。

重结晶的关键是选择合适的溶剂，合适的溶剂必须具备以下条件：

（1）与被提纯的物质不起化学反应。

（2）被提纯物质在热溶剂中溶解度大，冷却时溶解度小，而杂质在冷、热溶剂中溶解度都较大，杂质始终留在母液中；或者杂质在热溶剂中不溶解，这样在热过滤时也可以把杂质除去。

（3）溶剂易挥发，但沸点不宜过低，便于与结晶分离。

（4）价格较低，毒性小，易回收，操作安全。

三、仪器与试剂

仪器：循环水真空泵、热水漏斗、抽滤瓶、布氏漏斗、滤纸、250 mL 锥形瓶、酒精灯、250 mL 烧杯、50 mL 烧杯、电子天平、称量纸、表面皿、烘箱。

试剂：活性炭、苯甲酸、蒸馏水、沸石。

四、实验内容

（1）称取 1 g 粗制苯甲酸置于 250 mL 锥形瓶中，加入约 50 mL 的蒸馏水，加热至沸腾，直至苯甲酸完全溶解。

（2）趁热过滤，用烧杯收集滤液，在过滤过程中，热水漏斗和溶液均应用小火加热保温以免冷却。待所有溶液过滤完毕后，用少量热水洗涤烧杯和滤纸。

（3）滤液放置冷却后，有苯甲酸晶体析出，抽滤。抽干后用玻璃瓶塞压挤晶体，继续抽滤，尽量除去母液。

（4）洗涤晶体，先把橡皮管从抽滤瓶上拔出，再关闭循环水真空泵，将少量蒸馏水（作溶剂）均匀地洒在滤饼上，浸没晶体，用玻璃棒均匀地搅拌晶体，接上橡皮管，打开循环水真空泵抽滤至干。如此重复洗涤 2 次。

（5）取出晶体，放在表面皿上晾干，或在 100 °C 以下烘干，称重。苯甲酸的熔点为 121.7 °C，在水中的溶解度为 0.21 g（17 °C），0.35 g（25 °C）。

五、注意事项

（1）重结晶所用溶剂应适量，溶剂太多则母液中会残留过多待提纯物，溶剂过少则样品不能充分溶解于溶剂中。

（2）若溶液中有颜色可用活性炭来进行脱色，活性炭的用量应视杂质的多少而定，一般为干燥粗产品量的 1%～5%。活性炭不能在液体沸腾时加入，否则将引起暴沸而使溶液溅出。

（3）如抽滤时滤纸破损或有滤液从滤纸折皱处流过，则吸滤瓶中将有大量结晶析出，此时不要用溶剂冲洗，应待烧杯中液体冷却后，用倾析法把母液缓慢倒入吸滤瓶中，冲洗瓶壁，使晶体进入母液，再倒入烧杯内，这样可减少产物的损失。

六、思考题

（1）重结晶的原理是什么？

（2）简述重结晶提纯法的一般过程。

（3）重结晶样品若要脱色，应何时加入活性炭？

实验二　乙醇的常压蒸馏

一、实验目的

（1）掌握常压蒸馏的安装及实验操作方法。
（2）熟悉蒸馏法测定沸点的原理和方法。
（3）了解用蒸馏法分离和纯化物质的原理和方法。

二、实验原理

本实验是利用乙醇和水沸点不同，使低沸点组分乙醇蒸发，再冷凝以分离整个组分的过程，是蒸发和冷凝两种单元操作的联合。与其他的分离手段（如萃取）相比，它的优点在于不需使用系统组分以外的其他溶剂，从而保证不会引入新的杂质。

简单分馏是分离提纯液体有机物的一种方法。简单分馏主要适用于沸点相差不太大的液体混合物（约相差 30 °C）的分离提纯，其分离效果比蒸馏好。简单分馏的基本原理与蒸馏相似，其差别是装置上多一个分馏柱，使汽化、冷凝的过程由一次改为多次。分馏即是多次蒸馏。

三、仪器与试剂

仪器：100 mL 圆底烧瓶、100 mL 量筒、冷凝管、接液管、温度计套管、温度计、100 mL 锥形瓶、小烧杯、电热套。

试剂：工业酒精（滴加红汞或者甲基橙）、沸石。

四、实验内容

（1）按第二章图 2-8 安装好蒸馏装置，固定在铁架台上，检查气密性。在 100 mL 的圆底烧瓶中放入约 60 mL 工业酒精（滴加红汞或者甲基橙），加 2 ~ 3 粒沸石。

（2）接通冷凝水，电热套加热，控制加热速度。当液体沸腾，蒸汽达到水银球位置时，温度计读数急剧上升，调节热源，让水银球上液滴和蒸汽温度达到平衡，馏出速度控制在 1 ~ 2 滴/秒，收集前馏分。

（3）当温度达到（77 ~ 79 °C）时，调换接受器，收集馏出液，馏出速度控制在 1 ~ 2 滴/秒，维持加热程度不在有馏出液蒸出。

（4）当温度持续下降时，可停止加热，记录馏出液、前馏分和残余液的体积。

五、注意事项

（1）纯粹的液体有机化合物在一定的压力下具有一定的沸点，且沸程极小（1～2 °C）。但是，具有固定沸点的液体不一定是纯粹的化合物。因为，某些有机化合物常常和其他组分形成二元或三元等共沸混合物，它们也有一定的沸点。因此，沸点测定不能作为液体有机化合物纯度的唯一标准。

（2）沸石必须在加热前加入。如加热前忘记加入，补加时必须先停止加热，待被蒸物冷至沸点以下方可加入。若在液体达到沸点时投入沸石，会引起猛烈的暴沸，部分液体可能冲出瓶外引起烫伤或火灾。如果沸腾中途停止过，在重新加热前应加入新的沸石。

（3）蒸馏时的速度不能太快，否则易在蒸馏瓶的颈部造成过热现象或冷凝不完全，使由温度计读得的沸点偏高；同时蒸馏也不能进行得太慢，否则由于温度计的水银球不能为蒸出液蒸气充分浸润而使温度计上所读得的沸点偏低或不规则。

六、思考题

如果液体有恒定沸点，能否断定是纯物质？

实验三　乙酰乙酸乙酯的减压蒸馏

一、实验目的

（1）掌握减压蒸馏的原理。

（2）熟悉减压蒸馏装置的安装和操作。

（3）了解乙酰乙酸乙酯的提纯方法。

二、实验原理

液体的沸腾温度是随外界压力的降低而降低的。如用真空泵使液体表面上的压力降低，即可降低液体的沸点。这种在低压力下进行的蒸馏操作称为减压蒸馏。减压蒸馏特别适用于在常压蒸馏时容易分解、氧化或聚合的物质。

在给定压力下的沸点可以近似地从下列公式求出：

$$\lg p = A + \frac{B}{T}$$

式中，p 为蒸气压；T 为沸点（绝对温度）；A、B 为常数。

如以 lg$p$ 为纵坐标，$1/T$ 为横坐标作图，可以近似地得到一直线。从已知的压力和温度算出 A 和 B 的数值。再将所选择的压力代入上式算出液体的沸点。

三、试剂与仪器

仪器：圆底烧瓶、克氏蒸馏头、毛细管及螺旋夹、温度计及其套管、直型冷凝管、真空尾接管、接收瓶、循环水泵或油泵、安全瓶、冷却阱、压力计、吸收塔、真空橡皮管。

试剂：粗制乙酰乙酸乙酯。

四、实验内容

被蒸馏液体中若含有低沸点物质时，应先进行常压蒸馏，再进行减压蒸馏。量取 20 mL 乙酰乙酸乙酯，装入 50 mL 圆底烧瓶中，按图 6-4 安装好减压蒸馏装置。先开真空泵，调节毛细管上端的螺旋夹，使液体中有连续平稳的小气泡。再开启冷凝水，选用合适的热浴加热蒸馏。加热时，圆底烧瓶应有 2/3 浸入浴液中。控制浴温比减压下沸点高 20 ~ 30 °C，使每秒钟馏出 1 ~ 2 滴。真空度稳定的情况下，纯物质的沸点范围一般不超过 1 ~ 2 °C。转动真空尾接管即可收集不同馏分。

当蒸馏过程结束时，先关闭并移去热源，再慢慢打开活塞，同时旋松螺旋夹，待系统内外压力平衡后，再切断真空泵电源，取下接收馏分的瓶子称量或量取体积，计算产率。拆除仪器、清洗并整理。

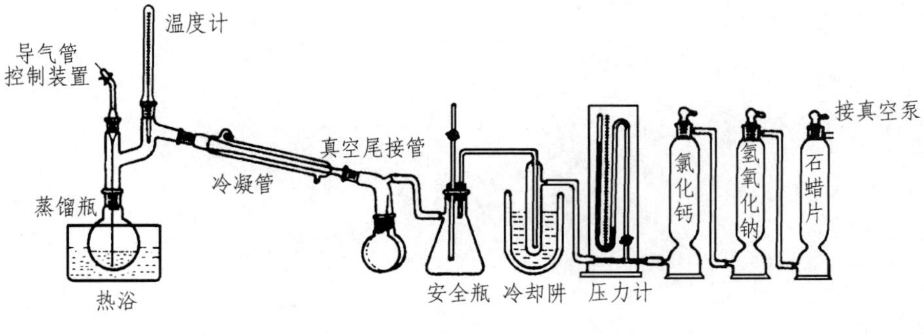

图 6-4　减压蒸馏系统示意图

乙酰乙酸乙酯的压力与沸点的关系见表 6-1（1 mmHg=133.322 Pa）：

表 6-1　乙酰乙酸乙酯压力与沸点的关系

压力/mmHg	760	80	60	40	30	20	18	14	12	10	5	1.0	0.1
沸点/°C	181	100	97	92	88	82	78	74	71	67.3	54	28.5	5

五、注意事项

（1）减压蒸馏时，蒸馏瓶和接收瓶均不能使用不耐压的平底仪器（厚壁安全瓶除外），所有玻璃仪器上不能有裂纹。

（2）仪器装好后，一定要认真检查体系的密闭性，以满足减压蒸馏的要求。

（3）加料时液体量不能超过容器体积的 1/2。

六、思考题

（1）在什么情况下使用减压蒸馏？

（2）使用油泵减压时，需要哪些保护装置？其作用是什么？

（3）在进行减压蒸馏时，为什么必须用热浴加热，而不能直接用明火加热？为什么进行减压蒸馏时需先减压才能加热？

（4）当减压蒸馏操作结束后，应如何停止减压蒸馏？为什么？

第七章　萃取与洗涤实验技术

第一节　萃取与洗涤

萃取和洗涤是利用物质在两种不互溶（或微溶）溶剂中溶解度的不同而达到分离、提取或纯化的一种操作。萃取和洗涤在原理上是一样的，只是目的不同。萃取是有机化学实验中用来提取或纯化有机化合物的常用方法之一。应用萃取可以从固体或液体混合物中提取出所需物质，也可以用来洗去混合物中的少量杂质。通常称前者为“提取”或“萃取”，称后者为“洗涤”。

一、萃取仪器

液体萃取最常用的仪器是分液漏斗，一般选择容积较被萃取液体积大 1 ~ 2 倍的分液漏斗。

二、萃取溶剂

萃取溶剂的选择，应根据被萃取化合物的溶解度而定，同时要易于和溶质分开，所以最好用低沸点溶剂。一般难溶于水的物质用石油醚等萃取；较易溶于水的物质，用苯或乙醚萃取；易溶于水的物质用乙酸乙酯等萃取。每次使用萃取溶剂的体积一般是被萃取液体积的 1/5 ~ 1/3，两者的总体积不应超过分液漏斗总体积的 2/3。

第二节　操作方法

一、萃取步骤

（1）选择容积较被萃取液体积大 1 ~ 2 倍的分液漏斗，把活塞擦干，在活塞上均匀涂上一层润滑脂（切勿涂得太厚或使润滑脂进入活塞孔中，以免污染萃取液），塞好后再把活塞旋转几圈，使润滑脂均匀分布，看上去透明即可。

（2）再用小橡皮圈套住活塞尾部的小槽，防止活塞滑脱。关好活塞，检查分液漏斗的顶塞与活塞处是否有渗漏（用水检验），确认不漏水时方可使用。然后将其放置在铁架上的钢圈中，关好活塞。

（3）将被萃取液体和萃取溶剂依次用漏斗从上口倒入，塞紧顶塞（顶塞不能涂润滑酯）。

（4）取下分液漏斗，用右手手掌顶住漏斗顶塞并握住漏斗颈，左手握住漏斗活塞处，大拇指压紧活塞，把分液漏斗上口略朝下倾斜并前后振荡（振摇前应密闭上下磨口塞，特别是上口处磨口上的“孔”和“槽”要错开，以免振摇时液体漏出），使两相之间充分接触，以提高萃取效率，如图 7-1 所示。开始振荡要慢，振荡后，使漏斗口仍保持原倾斜状态，漏斗尾部向上倾斜，指向无人处，用拇指和食指旋开活塞，释放出漏斗内的蒸气或产生的气体，使内外压力平衡，此操作也称为“放气”。如此重复数次，再剧烈振荡 2 ~ 3 min，然后将分液漏斗放回铁圈中静置，使液体分层。

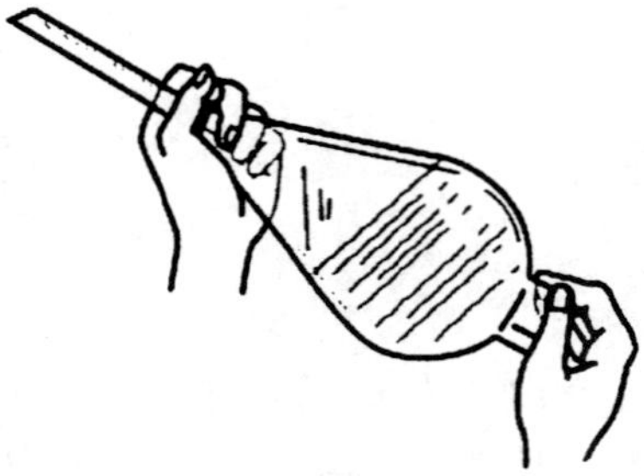

图 7-1 分液漏斗的振荡方法

（5）待两层液体完全分开后，打开顶塞，再将活塞缓缓旋开，使磨口塞上的凹槽与漏斗口颈上的小孔对准，这时漏斗内外的空气相通，压强相等，漏斗里的下层液体才能自活塞端口顺利流出。

① 若萃取剂的比重小于被萃取液的比重，则下层液体应尽可能放干净，有时两相间可能出现一些絮状物，也应同时放去；然后将上层液体从分液漏斗上口倒出（切不可从活塞放出，以免被残留在漏斗颈上的另一种液体所污染）；再将下层液体在分液漏斗中用新的萃取剂萃取，重复上述操作，萃取次数一般为 3 ~ 5 次。

② 若萃取剂的比重大于被萃取液的比重，则下层液体从活塞放出（但不要将两相间可能出现的一些絮状物放出）；再从漏斗口加入新萃取剂，重复上述操作，萃取次数一般为 3 ~ 5 次。

（6）将所有的萃取液合并，加入过量的干燥剂干燥。

（7）蒸去溶剂，根据化合物的性质利用蒸馏、重结晶等方法纯化。

二、乳化现象解决的方法

1. 乳化现象

由于表面活性剂的作用，使本来不能混合的两种液体能够混到一起的现象称为乳化现象，具有乳化作用的表面活性剂称为乳化剂。

2. 乳化现象的形成原因

（1）可能是由于两相分界之间存在少量轻质的不溶物。

（2）可能是由于两液相交界处的表面张力小或两液相密度相差太少。

（3）溶液中可能存在氢氧化钠或碳酸氢钠等碱性物质，一些长链的有机酸很容易将之转化成钠盐，结果就像“肥皂”一样出现乳浊液现象。剧烈振摇会加速这种现象的产生。

3. 解决方法

（1）较长时间静置。

（2）过滤除去少量轻质固体物，必要时可加入少量吸附剂，滤除絮状固体。

（3）若是因碱性而产生乳化，则可加少量酸或采用过滤方法除去。

（4）若是由于两种溶剂（水与有机溶剂）能部分互溶而发生乳化，则可加入少量电解质（如氯化钠等），利用盐析作用加以破坏。另外，加入食盐可增加水相的比重，有利于两相比重相差很小的物质的分离。

（5）加热以破坏乳状液（注意：使用低沸点易燃溶剂进行萃取操作时，应熄灭附近的明火），或滴加几滴乙醇、磺化蓖麻油等以降低表面张力。

第三节　实验项目

实验一　萃取与洗涤

一、实验目的

（1）掌握萃取和洗涤的操作方法。

（2）熟悉萃取和洗涤的基本原理及其应用。

（3）了解萃取和洗涤操作的注意事项。

二、实验原理

萃取是分离和提纯有机化合物常用的基本操作之一。有机化合物在有机溶剂中的溶解度一般远大于在水中的溶解度，因此可以用有机溶剂将有机化合物从其水溶液中提取出来。含有有机化合物的水溶液用有机溶剂萃取时，有机化合物就在两液相之间进行分配。在一定温度下，该有机化合物在有机相中和在水相中的浓度之比为一常数，即所谓“分配定律”。假设溶液由有机化合物 X 溶解于溶剂 A 而成，如要从中萃取 X，则可选择一种对 X 溶解度极好，而与溶剂 A 不相混溶且不起化学反应的溶剂 B，把溶液倒入分液漏斗中，加入溶剂 B，充分振荡。静止后，由于 A 与 B 不相混溶，故分成两层。此时，X 在 A、B 两相间的浓度比在一定温度和压力下为一常数，叫作分配系数，以 K 表示。用公式表示为：

$$K = \frac{c_A}{c_B}$$

式中，c_A 为 X 在溶剂 A 中的浓度；c_B 为 X 在溶剂 B 中的浓度。

根据分配定律的关系，可以算出萃取后化合物的剩余量。

设 V 为原溶液的体积，W_0 为萃取前化合物的总量，W_1 为萃取一次后化合物的剩余量，W_2 为萃取二次后化合物的剩余量，W_n 为萃取 n 次后化合物的剩余量，S 为萃取剂的体积。

一次萃取后，原溶液中该化合物的浓度为 W_1/V；而萃取剂中该化合物的浓度为（W_0 − W_1）/S；两者之比为 K，即

$$K = \frac{W_1 / V}{(W_0 - W_1)/S}$$

整理之后得

$$W_1 = W_0\left(\frac{KV}{KV+S}\right)$$

同理，二次萃取后得

$$W_2 = W_0\left(\frac{KV}{KV+S}\right)^2$$

结果，n 次萃取后得到

$$W_n = W_0\left(\frac{KV}{KV+S}\right)^n$$

上式中，$KV/(KV+S)$ 总是小于 1，所以 n 越大，W_n 就越小，说明把溶剂分成几份进行多次萃取比用全部量进行一次萃取效果好。但是萃取次数也不是无限度的，一般萃取以 3 次为宜。

此外，还有另一类萃取剂，其萃取原理是它能与被萃取物质起化学反应，常用于从化合物中除去少量杂质或分离混合物，常用的有 5% 氢氧化钠溶液、5% 或 10% 的碳酸钠溶液、碳酸氢钠溶液、稀盐酸、稀硫酸等。但要注意，此时分配定律已不再适用。

萃取率：即萃取效率。当溶质 X 的水溶液用有机溶剂萃取时，萃取效率就等于 X 在有机相中的总含量与 X 在两相中的总含量的百分比。

本实验使用乙酸乙酯对乙酸水溶液中的乙酸进行萃取。

三、仪器与试剂

仪器：125 mL 分液漏斗、10 mL 移液管、100 mL 量筒、100 mL 锥形瓶、碱式滴定管、铁架台、铁圈、洗耳球。

试剂：乙酸乙酯、0.2 mol/L 乙酸水溶液（体积比 1∶9）、0.2 mol/L 氢氧化钠标准溶液、酚酞指示剂。

四、实验内容

1. 一次萃取法

用移液管准确量取 10 mL 乙酸水溶液于分液漏斗中，加乙酸乙酯 30 mL，塞好玻塞，进行振摇并放气以平衡压力，注意放气时漏斗尾部要朝上。如此重复 4 ~ 5 次后，将漏斗静置于铁圈上数分钟，待液面分层后，将下层水溶液从下口慢慢放入 100 mL 锥形瓶中（注意此时漏斗上面的玻塞应开启），上层（乙酸乙酯层）从上口倒入回收瓶。接着在锥形瓶中加入 3 ~ 4 滴酚酞指示剂，用 0.2 mol/L 氢氧化钠标准溶液滴定，记录用去氢氧化钠标准溶液的体积，并计算萃取率。

2. 多次萃取法

用移液管准确量取 10 mL 乙酸水溶液于分液漏斗中，用 10 mL 乙酸乙酯如上法萃取。分去乙酸乙酯溶液，将水溶液用 10 mL 乙酸乙酯进行第二次萃取。再分去上层乙酸乙酯溶液，将第二次剩余的水溶液再用 10 mL 乙酸乙酯进行第三次萃取。最后，用 0.2 mol/L 氢氧化钠标准溶液滴定第三次萃取后的水溶液，记录用去氢氧化钠标准溶液的体积，并计算萃取率。

利用上述两种不同步骤所得的数据，比较乙酸萃取效率的差异。

五、注意事项

（1）分液漏斗价格较贵且易碎，不要把分液漏斗任意放置，应将它置于铁圈、漏斗支撑架或其他一些稳定装置上。

（2）溶液体积应该不少于分液漏斗体积的 2/3，如果分液漏斗上为玻璃活塞，则玻璃表面必须润滑以防止黏结、渗漏或结冰；如果分液漏斗上为塑料活塞，由于其本身有一定的润滑作用，因此可以不加润滑剂。

（3）用完分液漏斗后，应用水冲洗干净，然后玻璃塞用薄纸包裹后塞回去。使用分液漏斗时需注意：

① 不能把活塞上涂有凡士林等润滑脂的分液漏斗放在烘箱内烘干；

② 不能用手拿住分液漏斗进行液体分离；

③ 上口玻璃塞打开后才能开启活塞；

④ 上层的液体不能由分液漏斗活塞端口放出。

六、思考题

（1）什么叫萃取？萃取的原理是什么？

（2）若用乙酸乙酯、乙醚、氯仿、乙烷、苯溶剂萃取水溶液，它们将在上层还是在下层？

实验二　从茶叶中提取咖啡因

一、实验目的

（1）掌握用升华的方法纯化有机物的实验方法。
（2）熟悉天然产物的提取、分离方法。
（3）了解咖啡因的一般性质。

二、实验原理

凡从天然植物或动物资源衍生出来的物质称为天然产物。人类对存在于自然界的有机化合物一直有着浓厚的兴趣，许多天然产物显示了惊人的生理效能，可以作为药物。例如从植物中提取出的生物碱——青蒿素，从疟疾的施虐中拯救了千百万人的生命，吗啡是最早使用的镇痛剂，另一些植物则产生有价值的调味品、香料和染料。早期有机化学的研究主要是围绕天然产物的分离和鉴定展开的。即使在今天，寻找具有新型结构与性质并用于人类健康的天然产物仍是有机化学一个十分活跃的领域。

天然产物的分离纯化和结构鉴定是一项颇为复杂的工作。有机化学中常用的萃取、蒸馏、结晶等纯化方法曾经在分离产然产物过程中发挥了重要作用，现在各种色谱手段如薄层层析、柱层析、高压液相色谱等已越来越多用于天然产物的分离。各种色谱技术和化学方法结合，已使天然产物结构测定大为方便。仿效天然产物进行的各种合成也取得引人注目的成果。

我国有着极为丰富的中草药资源，为了有效合理地利用这一资源，对中草药有效成分的研究就显得十分必要，在这方面我国科学工作者已取得了可喜的进展。

为了使学生对天然产物的分离提取有个初步的概念,选入了从茶叶中提取咖啡因的实验。

茶叶中含有多种生物碱，其中以咖啡因为主，约占 1% ~ 5%，另外还含有 11% ~ 12% 的单宁酸（又名鞣质），0.6% 的色素，纤维素、蛋白质等。咖啡因（Caffeine）又名咖啡碱、茶素。咖啡因具有刺激心脏、兴奋大脑神经和利尿等作用，因此可用作中枢神经兴奋药。它也是复方阿司匹林（APC）等药物的组成成分之一。

咖啡因的化学名是 1，3，7-三甲基-2，6-二氧嘌呤，结构如下：

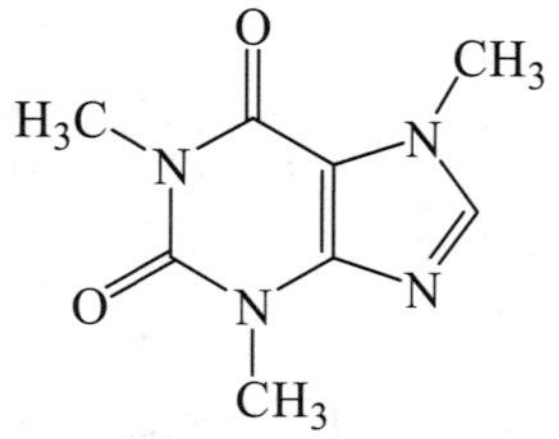

咖啡因

1，3，7-三甲基-2，6-二氧嘌呤

咖啡因是弱碱性化合物，无色柱状晶体，熔点 238 °C，味苦，易溶于氯仿（12.5%），可溶于水（2%）、乙醇（2%）及热苯（5%），室温下在苯中饱和浓度仅为 1%。含结晶水的咖啡因为无色针状结晶，100 °C 时失去结晶水并开始升华；120 °C 时升华显著，178 °C 时升华很快。

提取咖啡因的方法有碱液提取法和索氏提取法。本实验以乙醇为溶剂，用索氏提取法提取，再经浓缩、中和、升华，得到含结晶水的咖啡因。具体方法为：通过蒸馏除去提取液中的溶剂后可得到咖啡因粗品，将 CaO（粉末）拌入咖啡因粗品中，使其与单宁等酸性物质反应生成钙盐，可使咖啡因游离出来，然后用升华法纯化。

三、仪器与试剂

仪器：蒸发皿、长颈漏斗、100 mL 圆底烧瓶、100 mL 量筒、水浴锅、索氏提取器一套、接液管、锥形瓶、温度计、滤纸、电子天平、称量纸、玻璃棒。

试剂：茶叶、95% 乙醇、CaO（粉末）。

四、实验内容

（1）将一张长、宽各 12 ~ 13 cm 的方形滤纸卷成直径略小于索氏提取器提取腔内径的滤纸筒，一端用棉线扎紧。在筒内放入 10 g 茶叶，压实。在茶叶上盖一张小圆滤纸片，将滤纸筒上口向内折成凹形。将滤纸筒放入提取腔中去，使茶叶装载面低于虹吸管顶端。装上回流冷凝管，在提取器的圆底烧瓶中放入数粒沸石，将装置竖直安装在铁架台上。自冷凝管顶端注入 95% 乙醇，至提取腔中的液面上升至与虹吸管顶端相平齐并开始发生虹吸时再多加入约 10 mL，共用乙醇 80 ~ 100 mL。装成的装置如图 7-2 所示。

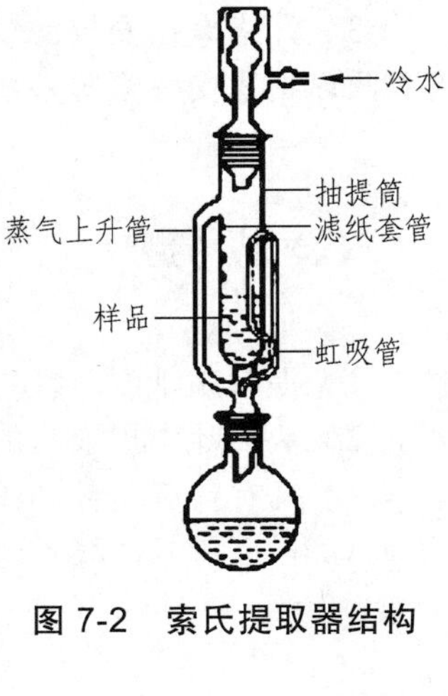

图 7-2　索氏提取器结构

（2）用水浴加热圆底烧瓶。乙醇沸腾后蒸气经侧管升入冷凝管。冷凝下来的液滴滴入滤纸筒中。当液面升至与虹吸管顶端相平齐时即经虹吸管流回圆底烧瓶中。连续提取 2 h，至提取液颜色很淡时为止。当最后一次虹吸刚刚过后，立即停止加热。

（3）稍冷后改成蒸馏装置。用水浴加热蒸出大部分乙醇。将瓶中残液趁热倒入蒸发皿中，加入 3 ~ 4 g 研细的生石灰粉末，拌匀。将蒸发皿放在一只大小合适并装有适量水的烧杯口上，用气浴蒸干，再移至石棉网上用小火焙炒片刻，务使水分全部除去。

（4）稍冷后小心擦去粘在边壁上的粉末，以免污染产物。用一张刺有许多小孔的圆滤纸平罩在蒸发皿内，使滤纸离被蒸发物约 2 cm，在滤纸上倒扣一只大小合适的玻璃三角漏斗，漏斗尾部松松地塞上一小团脱脂棉。将蒸发皿移放在石棉网上，如图 7-3 所示。

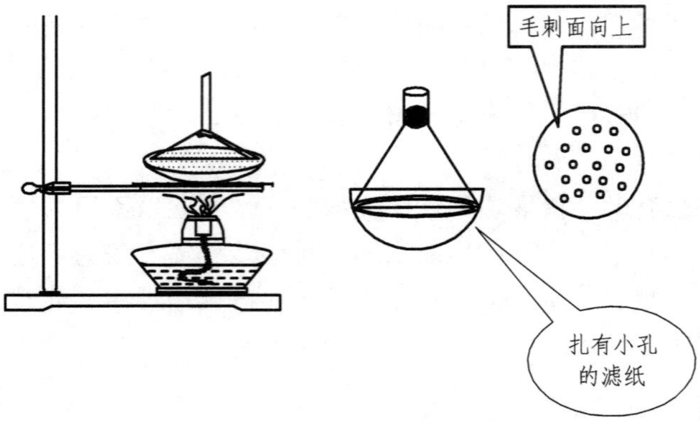

图 7-3 茶叶中咖啡因升华装置

（5）用小火缓缓加热升华，当滤纸孔上出现许多白色毛状结晶时暂停加热。自然放冷后取下漏斗，小心揭开滤纸，用小刀仔细地将滤纸上下两面结出的晶体刮在表面皿上。将蒸发皿中的残渣轻轻翻搅后重新盖上滤纸和漏斗，用较大些的火焰加热使升华完全。合并两次所得晶体，称重。

（6）检验，测定熔点。纯净咖啡因的熔点为 234.5 °C。

五、注意事项

（1）焙炒时应十分注意加热强度，并充分翻搅，既要确保炒干，又要避免炒焦或升华损失，炒干后应呈松散的灰绿色粉末状。

（2）本实验的关键操作是在整个升华过程中都需用小火间接加热。如温度太高，会使产品发黄，被升华物很快烤焦；温度太低，咖啡因会在蒸发皿内壁上结出，与残渣混在一起。

（3）升华操作安放滤纸时，如果滤纸安放太高，咖啡因蒸气不易升入滤纸以上结晶；安放太低，则易受色素等杂质污染。

六、思考题

（1）提取咖啡因时，用到的生石灰，起什么作用？

（2）从茶叶中提取出的粗咖啡因有绿色光泽，为什么？

（3）具有什么条件的固体有机化合物，才能用升华法进行提纯？

（4）在进行升华操作时，为什么只能用小火缓缓加热？

第八章 羧酸的化学性质

第一节 羧酸的结构与性质

一、羧酸的概述

羧酸（RCOOH）（Carboxylic Acid）是最重要的一类有机酸。一类通式为 RCOOH 或 R(COOH)n 的化合物，官能团：—COOH。通式 RCOOH 中 R 为脂烃基或芳烃基，分别称为脂肪（族）酸或芳香（族）酸。又可根据羧基的数目分为一元酸、二元酸与多元酸。还可以分为饱和酸和不饱和酸。X 射线衍射证明，甲酸中羰基的键长 123 pm 长于正常的羰基 122 pm；C—O 的键长 131 pm 小于醇中的 C—O 的键长 143 pm；在甲酸晶体中，两个碳氧键键长均为 127 pm。呈酸性，与碱反应生成盐。一般与三氯化磷反应成酰氯；用五氧化二磷脱水，生成酸酐；在酸催化下与醇反应生成酯；与氨反应生成酰胺；用四氢化锂铝（$LiAlH_4$）还原生成醇。可由醇、醛、不饱和烃、芳烃的侧链等的氧化，或腈水解，或格利雅试剂与干冰反应等方法制取。用来源于动植物的油脂或蜡进行皂化，可获得 6 ~ 18 个碳原子的直链脂肪（族）酸。

二、羧酸的化学性质

在羧酸分子中，羧基碳原子以 sp2 杂化轨道分别与烃基和两个氧原子形成 3 个 σ 键，这 3 个 σ 键在同一个平面上，剩余的一个 p 电子与氧原子形成 π 键，构成了羧基中 C=O 的 π 键，但羧基中的—OH 部分上的氧有一对未共用电子，可与 π 键形成 p-π 共轭体系。由于 p-π 共轭，—OH 基上的氧原子上的电子云向羧基移动，O—H 间的电子云更靠近氧原子，使得 O—H 键的极性增强，有利于 H 原子的离解。所以羧酸的酸性强于醇。当羧酸离解出 H 后，p-π 共轭更加完全，键长发生平均化，—COO^-基团上的负电荷不再集中在一个氧原子上，而是平均分配在两个氧原子上。

第二节　实验项目

实验一　羧酸的化学性质

一、实验目的

（1）掌握羧酸的化学性质。

（2）熟悉羧酸化合物的鉴别。

（3）了解羧酸衍生物的化学性质。

二、实验原理

（1）羧酸是弱酸，可以跟碱反应生成盐和水。

如：$CH_3COOH+NaOH \rightarrow CH_3COONa+H_2O$

（2）羧基上的—OH 的取代反应，如：

① 酯化反应：$R\text{-}COOH+R'OH \rightarrow RCOOR'+H_2O$

② 成酰卤反应：$3RCOOH+PCl_3 \rightarrow 3RCOCl+H_3PO_3$

③ 成酸酐反应：$RCOOH+RCOOH$ （加热）$\rightarrow R—COOCO—R+H_2O$

④ 成酰胺反应：$CH_3COOH+NH_3 \rightarrow CH_3COONH_4$

CH_3COONH_4（加热）$\rightarrow CH_3CONH_2+H_2O$

⑤ 与金属反应：$2CH_3COOH+2Na \rightarrow 2CH_3COONa+H_2\uparrow$

$2CH_3COOH+Mg \rightarrow (CH_3COO)_2Mg+H_2\uparrow$

（3）脱羧反应：除甲酸外，乙酸的同系物直接加热都不容易脱去羧基（失去 CO_2），但在特殊条件下也可以发生脱羧反应，如：无水醋酸钠与碱石灰混合强热生成甲烷：

$CH_3COONa+NaOH$（热熔）$\rightarrow CH_4\uparrow+Na_2CO_3$（CaO 做催化剂）

$HOOC—COOH$（加热）$\rightarrow HCOOH+CO_2\uparrow$

注：脱羧反应是一类重要的缩短碳链的反应。

（4）还原反应：

$RCOOH \rightarrow (LiAlH_4)RCH_2OH$

三、仪器与试剂

仪器：刚果红试纸、试管、带导管的小试管、恒温水浴锅。

试剂：甲酸、乙酸、草酸、苯甲酸、10%NaOH、10% 盐酸、$Ba(OH)_2$、$KMnO_4$、无水乙醇、冰醋酸。

四、实验内容

1. 酸性反应

将甲酸、乙酸各 5 滴及草酸 0.2 g 分别溶于 2 mL 水中，用洗净的玻璃棒分别蘸取相应的酸液再同一条刚果红试纸上划线，比较各线条颜色和深浅程度。

2. 成盐反应

取 0.2 g 苯甲酸晶体放入盛有 1 mL 水的试管中加入 10%NaOH 液数滴，振荡并观察现象。直接加数滴 10% 盐酸，振荡并观察所发生的变化。

3. 加热分解反应

将甲酸和冰醋酸各 1 mL 及草酸 1 g 分别加入 3 支带导管的小试管中，导管的末端分别伸入 3 支各自盛有 1 ~ 2 mL $Ba(OH)_2$ 试管中，加热试管，观察现象。

4. 氧化反应

再 3 支试管中分别放置 0.5 mL 甲酸、乙酸及 0.2 g 草酸和 1 mL 水所配置的溶液，然后分别加入 1 mL 稀硫酸（1∶5）硫酸和 2 ~ 3 mL 0.5% 的 $KMnO_4$ 溶液加热至沸，观察现象。

5. 成脂反应

在干燥的试管中加入 1 mL 无水乙醇和冰醋酸再加入 0.2 mL 浓 H_2SO_4，振摇均匀浸在 60 ~ 70 °C 的热水浴中约 10 min，然后将试管浸入冷水中冷却，最后向试管内加入 5 mL 水，观察现象。

五、注意事项

（1）羧酸成脂反应为温度必须控制在 60 ~ 70 °C 。
（2）刚果红试纸的变色范围 pH 为 3.0 ~ 5.0。

六、思考题

羧酸成脂反应为温度必须控制在 60 ~ 70 °C，温度偏高或偏低会有什么影响?

第九章　滴定分析实验技术

第一节　概　述

滴定分析是化学分析中的重要分析方法之一，它是将一种已知准确浓度的试剂溶液（标准溶液）滴加到被测物质溶液之中，直到二者达到化学计量关系为止，并根据所消耗的标准溶液的体积和已知浓度，通过化学计量关系式计算被测物质的浓度或含量的分析过程。根据滴定反应的基本原理主要分为：酸碱滴定法、配位滴定法、氧化还原滴定法和沉淀滴定法等。

第二节　酸碱滴定实验技术

酸碱滴定法是以质子转移为基础的滴定分析方法。一般的酸、碱以及能与酸、碱直接或间接发生质子转移的物质都可以用酸碱滴定法测定。酸碱滴定法是滴定分析的重要方法之一。

一、强酸（碱）的滴定

（1）0.100 0 mol/L NaOH 溶液滴定 0.100 0 mol/L HCl 溶液。

（2）滴定突跃范围：pH 4.30 ~ 9.70。

（3）选用指示剂：酚酞、甲基红、甲基橙。

二、一元弱酸（碱）的滴定

（1）0.100 0 mol/L NaOH 溶液滴定 0.100 0 mol/L HAc 溶液。

（2）滴定突跃范围：pH 7.76 ~ 9.70。

（3）选用指示剂：酚酞、百里酚酞。

三、指示剂

1. 指示剂的变色原理

酸碱指示剂是一类有机弱酸或有机弱碱，它的酸式及其共轭碱式具有不同的颜色。当溶液的 pH 改变时，指示剂会失去或获得质子，而它们的共轭酸碱对由于结构上的变化，因而呈现不同的颜色。

例如，甲基橙是一种双色指示剂，其结构为有机弱碱。在溶液中的平衡及颜色变化如下：

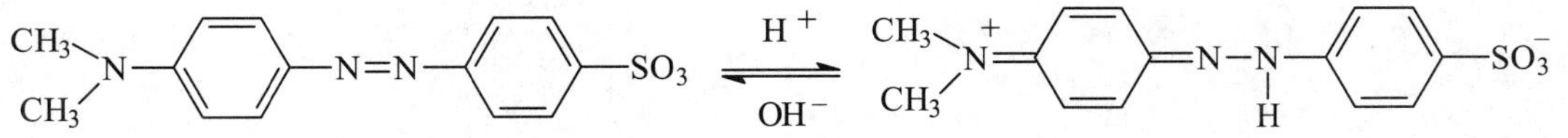

黄色（碱式色）　　　　　　　　　　　红色（酸式色）

2. 指示剂的变色范围

指示剂在溶液中存在以下平衡：

$$HIn \rightleftharpoons H^+ + In^-$$

$pK_{HIn} = pH$ 为指示剂的理论变色点的 pH，$pH = pK_{HIn} \pm 1$ 为指示剂变色的 pH 范围。在酸碱滴定中常用的指示剂见表 9-1。

表 9-1　几种常用的酸碱指示剂

指示剂	变色范围	颜色		pK_{HIn}	用量
	pH	酸式色	碱式色		滴/10 mL
百里酚蓝	1.2 ~ 2.8	红	黄	1.7	1 ~ 2
甲基黄	2.9 ~ 4.0	红	黄	3.3	1
甲基橙	3.1 ~ 4.4	红	黄	3.4	1
溴酚蓝	3.1 ~ 4.6	黄	紫	4.1	1
溴甲酚绿	3.8 ~ 5.4	黄	蓝	4.9	1
甲基红	4.4 ~ 6.2	红	黄	5.1	1
溴百里酚蓝	6.0 ~ 7.6	黄	蓝	7.3	1
中性红	6.8 ~ 8.0	红	黄橙	7.4	1
酚红	6.4 ~ 8.2	黄	红	8.0	1
酚酞	8.0 ~ 9.6	无	红	9.1	1 ~ 3
百里酚酞	9.4 ~ 10.6	无	蓝	10.0	1 ~ 2

第三节　配位滴定实验技术

配位滴定是以形成配位化合物反应为基础的滴定分析法。配位反应较普遍，多数金属离子在溶液中以配位离子形式存在，但只有具备滴定分析条件的配位反应才能用于滴定分析。在配位滴定分析中，EDTA 是氨羧基配位剂中应用最多的一种。EDTA 与金属离子形成多配位体的络合物。在一般情况下，这些配位化合物的配位比都是 1∶1。本章主要讨论 EDTA 的滴定。

一、指示剂

1. 指示剂作用原理

在配位滴定中，通常利用一种能与金属离子生成有色络合物的有机染料显色剂来指示滴定过程中金属离子浓度的变化，其作用原理是与被滴定的金属离子发生配位反应，形成一种与染料本身颜色不同的络合物。

金属离子指示剂必须具备以下条件：① 与金属离子生成的络合物颜色与指示剂本身颜色有明显的区别。② 金属指示剂与金属络合物的稳定性应比金属-EDTA 络合物稳定性小。

2. 常用金属指示剂

配位滴定中常用的指示剂见表 9-2。

表 9-2　配位滴定常用的金属指示剂

指示剂	pH 范围	颜色变化 In / MIn	直接滴定离子	封闭离子	掩蔽剂
（EB T） 铬黑 T	7～10	蓝色/红色	Mg^{2+}、Zn^{2+} Cd^{2+}、Pb^{2+} Mn^{2+}、稀土	Al^{3+}、Fe^{3+} Cu^{2+}、Co^{2+} Ni^{2+}、Fe^{3+}	三乙醇胺
XO （二甲酚橙）	＜6	亮黄/红紫	pH<1　ZrO^{2+} pH1～3 Bi^{3+}、Th^{4+} pH5～6 Zn^{2+}、Pb^{2+} Cd^{2+}、Hg^{2+} 稀土	Fe^{3+} Al^{3+} Cu^{2+}、Co^{2+} Ni^{2+}	NH_4F 返滴定法 邻二氮菲
PAN 1-（2-吡啶-偶氮）-2-萘酚	2～12	黄色/红色	pH2～3 Bi^{3+}、Th^{4+} pH4～5 Cu^{2+}、Ni^{2+}		
NN （钙指示剂）	10～13	纯蓝/酒红	Ca^{2+}		三乙醇胺

二、标准溶液的配制与标定

1. 0.05 mol/L EDTA 标准溶液的配制与标定

EDTA 在水中溶解度小，所以常用 EDTA 二钠盐配制标准溶液，也叫 EDTA 溶液。配制时，称取 EDTA·2Na·$2H_2O$ 5.0 g，置小烧杯中，加入一定量蒸馏水，搅拌使其溶解（若不溶解可加热），并定量转移至 250 mL 容量瓶中，加水稀释至刻度，摇匀备用。

EDTA 的标定常用 ZnO 或金属 Zn 为基准物，用铬黑 T 指示剂或二甲酚橙作指示剂。

（1）以 ZnO 为基准物：精密称取在 800 °C 条件下灼烧至恒重的 ZnO 约 0.12 g，加稀盐酸 3 mL 使其溶解，加蒸馏水 25 mL 及甲基红指示剂 1 滴，滴加氨试液至溶液呈微黄色，再加蒸馏水 25 mL、$NH_3·H_2O$-NH_4Cl 缓冲溶液 10 mL 和铬黑 T 指示剂 4 滴，用 EDTA 溶液滴定至溶液由紫红色变为纯蓝色即为终点。如用二甲酚橙作为指示剂，则 ZnO 当在盐酸中溶解后加蒸馏水 50 mL，0.5% 二甲酚橙指示剂 2 ~ 3 滴，然后滴加 20% 六亚甲基四胺溶液至呈紫红色，再多加 3 mL，用 EDTA 溶液滴定至溶液由紫红色变为亮黄色即为终点。

（2）以金属锌为基准物：先用稀盐酸洗去金属表面的氧化物，然后用水洗去盐酸，再用丙酮洗涤，沥干后于 110 °C 条件下烘 5 min 备用。精密称取锌粒约 0.1 g，加稀盐酸 5 mL，置于水浴上加热溶解，其后过程与以 ZnO 为基准物相同。

2. 锌标准溶液的配制与标定

精密称取新制备的纯锌粒约 3.0 g，加蒸馏水 5 mL 及盐酸 10 mL，置于水浴上加热使其溶解，冷却后转移至 1 L 容量瓶中，加水至刻度即可。也可取分析纯 $ZnSO_4$ 约 15.0 g，加稀盐酸 10 mL 与适量蒸馏水溶解，稀释至 1 L，待标定。

标定时，精密量取锌溶液 25 mL，加甲基红指示剂 1 滴，滴加氨试液至溶液呈微黄色，再加蒸馏水 25 mL、$NH_3·H_2O$-NH_4Cl 缓冲溶液 10 mL 和 EBT 指示剂数滴，用 EDTA 溶液滴定至溶液由紫红色变为纯蓝色即为终点。

第四节　氧化还原滴定实验技术

氧化还原滴定法是以氧化还原反应为基础的滴定分析方法。根据所选用的滴定剂不同，氧化还原滴定法可分为碘量法、高锰酸钾法、亚硝酸钠法和重铬酸钾法等滴定分析法。

一、氧化还原指示剂

氧化还原指示剂本身是弱氧化剂或弱还原剂，其氧化态和还原态具有明显不同的颜色。在滴定过程中，指示剂被氧化或还原，同时伴有颜色的变化，从而指示滴定终点。这类指示剂选择的原则是指示剂的变色范围在滴定突跃范围之内，并尽量使指示剂的条件电位与滴定反应的化学计量点电位一致，以减少终点误差，指示剂在滴定终点颜色变化明显，如邻二氮菲亚铁。

二、自身指示剂

有些标准溶液在滴定过程中，在滴定达到终点时要发生明显的颜色变化，这类溶液称为自身指示剂，如高锰酸钾溶液。

三、特殊指示剂

一些可与滴定体系中的氧化剂或还原剂作用产生颜色变化的物质叫特殊指示剂，如可溶性淀粉溶液。

四、外指示剂

一类在接近滴定终点通过在滴定体系外与滴定溶液发生作用而产生颜色变化的物质称为外指示剂，如碘化钾-淀粉指示剂。

第五节　实验项目

实验一　滴定分析基本操作

一、实验目的

（1）掌握滴定分析基本仪器滴定管、移液管、容量瓶的使用方法。
（2）熟悉各种容量仪器的洗涤方法。
（3）了解滴定管与容量瓶的漏液处理。

二、实验原理

滴定分析法是将一种已知准确浓度的试剂溶液（标准溶液），滴加到被测物质溶液之中，直到二者达到化学计量关系为止，并根据所加的标准溶液的量通过化学计量关系式计算被测物质的量的分析过程。根据滴定反应的基本原理主要分为：酸碱滴定法、配位滴定法、氧化还原滴定法和沉淀滴定法等。

三、仪器与试剂

仪器：25 mL 酸式滴定管、25 mL 碱式滴定管、25 mL 移液管、250 mL 锥形瓶、100 mL 量筒、250 mL 容量瓶、100 mL 烧杯、玻棒、胶头滴管、电子天平。

试剂：0.1 mol/L HCl 标准溶液、0.1 mol/L NaOH 标准溶液、酚酞指示剂、甲基橙指示剂、重铬酸钾（AR）。

四、实验内容

1. 滴定管使用

具体操作步骤和视频见第二章。

（1）检查试漏。如漏水，酸式管涂凡士林（先用吸水纸擦干）；碱式滴定管使用前应先检查橡皮管是否老化，检查玻璃珠是否大小适当，若有问题，应及时更换。

（2）洗涤。洗涤前，关闭旋塞，倒入约 10 mL 洗液，然后边转动边向管口倾斜，使洗液布满全管，打开旋塞放出少量洗液洗涤管尖，最后从管口放出。然后用自来水冲净。再用蒸馏水洗 3 次，每次 10 ~ 15 mL。碱式滴定管可以将管尖与玻璃珠取下，放入洗液浸洗。管体倒立入洗液中，用吸耳球将洗液吸上洗涤。

（3）润洗。用操作溶液润洗 3 次，每次 10 ~ 15 mL，润洗液弃去。

（4）装液排气泡，调整至 0.00 刻度。

（5）滴定。以酚酞和甲基橙为指示剂，练习酸碱互滴。

（6）读数。放出溶液后（装满或滴定完后）需等待 1 ~ 2 min 后方可读数。读数时视线与弯月面最低点刻度水平线相切。若为有色溶液，其弯月面不够清晰，则读取液面最高点。一般初读数为 0.00 或 0 ~ 1 mL 的任一刻度，以减小体积误差。

2. 容量瓶操作

具体操作步骤和视频见第二章。

（1）检查试漏。

（2）洗涤。

（3）配制标准溶液。

取重铬酸钾固体粉末，置小烧杯中，加少量蒸馏水，搅拌使溶解后，定量转移到 250 mL 容量瓶中，稀释至刻线，摇匀。

2. 移液管操作

具体操作步骤和视频见第二章。

（1）使用前洗涤。

（2）吸液及调节液面。

（3）放出溶液。

五、注意事项

（1）滴定管在装满标准溶液之前，要用该溶液（7 ~ 8 mL）荡洗滴定管内壁 3 次，以避免改变标准溶液的浓度。

（2）滴定之前，应检查滴定管检出是否有气泡，如有气泡应予以排除。

（3）在每次滴定结束后，要将标准溶液加至滴定管零点，以减少误差。

六、思考题

（1)滴定管在盛装标准溶液前为什么要用该溶液荡洗滴定管内壁 3 次?用于滴定的锥形瓶是否需要干燥？是否要用标准溶液荡洗？为什么？

（2）在每次滴定结束后，为什么要将标准溶液加至滴定管零点？

（3）用移液管量取溶液时，遗留在管尖内的少量溶液应如何处理？为什么？

实验二　NaOH 标准溶液的配制与标定

一、实验目的

（1）掌握配制标准溶液和用基准物质标定标准溶液浓度的方法。

（2）熟悉碱式滴定管的使用和滴定终点的判断。

（3）了解标准溶液配制的注意事项。

二、实验原理

NaOH 易吸收空气中的水分及 CO_2，故只能用间接法配制，然后用基准物质间接确定其准确浓度。

标定碱溶液的基准物质常用邻苯二甲酸氢钾（KHP），用其作为基准物质的优点是：① 易获纯品；② 易于干燥；③ 摩尔质量大，可相对降低称量误差。其滴定反应如下：

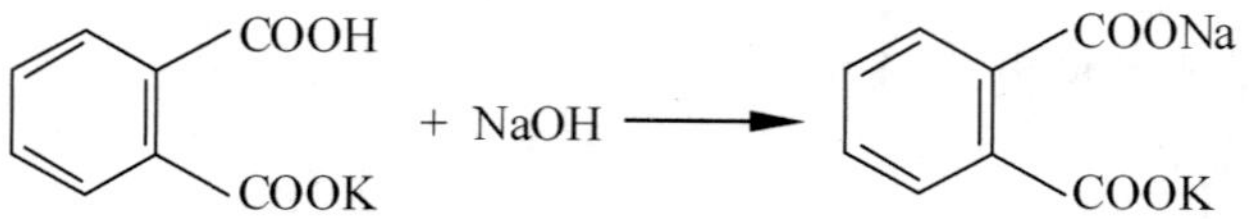

化学计量点时，由于弱酸盐的水解，溶液呈微碱性，应选用酚酞为指示剂，滴定终点时溶液颜色由无色变为淡红色。

根据所用去的 NaOH 体积数，按下式计算 NaOH 标准溶液的摩尔浓度：

$$c_{\text{NaOH}} = \frac{m_{\text{KHP}}}{M_{\text{KHP}} \times V_{\text{NaOH}} \times 10^{-3}} \qquad M_{\text{KHP}} = 204.2\ (\text{g/mol})$$

三、仪器与试剂

仪器：25 mL 碱式滴定管、250 mL 锥形瓶、100 mL 量筒、250 mL 容量瓶、100 mL 烧杯、玻棒、胶头滴管、电子天平。

试剂：氢氧化钠（AR）、邻苯二甲酸氢钾基准物质（AR）、酚酞指示剂。

四、实验内容

1. 0.1 mol/L NaOH 溶液的配制

电子天平上称量 NaOH 约 1.0 g 于烧杯中，加入一定量蒸馏水溶解后转入 250 mL 容量瓶，定容。

2. 0.1 mol/L NaOH 溶液的标定

用电子天平精密称取 3 份于 105 ~ 110 °C 下干燥至恒重的基准物质 KHP 约 0.4 g，放入 250 mL 锥形瓶中，加新煮沸放冷的蒸馏水 50 mL，振摇使充分溶解。冷却后，各加酚酞指示剂 2 滴，用配制的 NaOH 标准溶液滴定至溶液呈淡红色，30 s 内不褪色即为滴定终点。记录所消耗 NaOH 标准溶液的体积。计算 NaOH 标准溶液的浓度[$c_{(\text{NaOH})}$]。

五、实验结果

实验数据按表 9-3 进行记录。

表 9-3 NaOH 标准溶液标定实验报告

	第一次	第二次	第三次
m_{KHP}（g）			
NaOH 初读数（mL）			
NaOH 终读数（mL）			
V_{NaOH}（mL）			
c_{NaOH}（mL）			
平均值（mol/L）			
相对标准偏差（%）			

六、注意事项

（1）固体 NaOH 应在表面皿或小烧杯中称量，不能在称量纸上称量。

（2）KHP 在水中溶解缓慢，在滴定前一定要完全溶解，否则滴定到红色后，仍有 KHP 结晶继续溶解而使指示剂褪色。

七、思考题

（1）配制标准溶液时，为什么不能用纸称取固体 NaOH？用台秤称取固体 NaOH 是否会影响溶液浓度的准确度？

（2）溶解基准物 KHP 所用水的体积是否需准确量取？为什么？

（3）本次实验是否可以用甲基橙作指示剂？

实验三　混合碱的含量测定

一、实验目的

（1）掌握双指示剂法测定 NaOH 和 Na_2CO_3 混合物中各组分含量的原理和方法。

（2）熟悉双指示剂法测定混合碱的分析过程。

（3）了解滴定终点的判断。

二、实验原理

混合碱是指 NaOH 与 Na_2CO_3 或 Na_2CO_3 与 $NaHCO_3$ 的混合物，可采用“双指示剂法”进行测定。若混合碱是 NaOH 与 Na_2CO_3 的混合物，先以酚酞作指示剂，用 HCl 标准溶液滴定至溶液刚好褪色。这是第一计量点（用去标准酸溶液 V_1 mL）。此时 NaOH 完全被中和，而 Na_2CO_3 被中和成 $NaHCO_3$（只中和了一半），其反应为：

$$NaOH + HCl = NaCl + H_2O$$
$$Na_2CO_3 + HCl = NaHCO_3 + NaCl$$

继续以甲基橙作指示剂，用 *HCl* 标准溶液滴定至溶液显橙色，这是第二计量点（用去标准酸溶液 V_2 mL）。反应为：

$$NaHCO_3 + HCl = NaCl + H_2O + CO_2\uparrow$$

由反应式可知在 Na_2CO_3 与 NaOH 共存情况下，用双指示剂滴定时，$V_1>V_2$，且 Na_2CO_3

消耗标准溶液的体积为 $2V_2$，NaOH 消耗标准溶液的体积为（$V_1 - V_2$）。根据标准溶液的浓度和所消耗的体积，便可算出混合碱中 Na_2CO_3 与 NaOH 的百分含量。

三、仪器与试剂

仪器：25 mL 酸式滴定管、250 mL 锥形瓶、100 mL 量筒、25 mL 移液管、洗耳球。

试剂：0.1mol/L HCl 标准溶液、酚酞指示剂、甲基橙指示剂、NaOH 与 Na_2CO_3 的混合溶液。

四、实验内容

精密吸取 25.00 mL 样品溶液于 250 mL 锥形瓶中，加蒸馏水 5 mL，酚酞指示剂 2 滴，用标准盐酸溶液滴定至溶液由粉红色变至无色，记下所消耗的标准盐酸溶液的体积 V_1，然后加入甲基橙指示剂 2 滴，继续滴定至溶液由黄色变成橙色，记下第 2 次滴定所消耗的标准盐酸溶液的体积 V_2。

五、实验结果

实验数据按表 9-4 进行记录。

表 9-4　混合碱的含量测定实验报告

	第一次	第二次	第三次
混合碱体积 $V_{样}$（mL）			
HCl 初读数（mL）			
V_1（mL）			
V_2（mL）			

六、注意事项

在达到第一计量点之前，不应有 CO_2 的损失。如果溶液中 HCl 局部过浓，可能会引起 CO_2 的损失，带来很大误差。因此滴定时溶液应冷却（最好将锥形瓶置于冰水中冷却），加酸时宜慢些，摇动要均匀，但滴定也不能太慢，以尽量减少溶液吸收空气中 CO_2。

七、思考题

如果 NaOH 标准溶液在保存过程中吸收了空气中的 CO_2，用该标准溶液滴定 HCl 时，以甲基橙和酚酞为指示剂分别进行滴定，测定结果是否相同？为什么？

实验四　混合酸（$HCl+H_3PO_4$）的含量测定

一、实验目的

（1）掌握双指示剂法测定 HCl 和 H_3PO_4 混合物中各组分含量的原理和方法。
（2）熟悉双指示剂法测定混合酸的分析过程。
（3）了解滴定终点的判断。

二、实验原理

备好 HCl 和 H_3PO_4 混合溶液，用 NaOH 标准溶液滴定。取一份溶液加入甲基红指示剂，当甲基红变色时，表明 HCl 全部被 NaOH 中和，而 H_3PO_4 只被滴定到 NaH_2PO_4，即只中和了一半，设这时共用去 NaOH 溶液的体积为 V_1 mL；取等量另一份溶液加入百里酚酞指示剂，滴定至百里酚酞变色，此时 NaH_2PO_4 被中和为 Na_2HPO_4，共消耗 NaOH 溶液的体积为 V_2 mL。由此可推出 HCl 消耗 NaOH 溶液的体积为 $V_2-2(V_2-V_1)$，即 $2V_1-V_2$。H_3PO_4 消耗 NaOH 溶液的体积为 $2(V_2-V_1)$，由此，可分别测定总酸量、HCl 及 H_3PO_4 的含量。

三、仪器和试剂

仪器：25 mL 碱式滴定管、250 mL 锥形瓶、100 mL 量筒、25 mL 移液管、洗耳球。

试剂：0.1 mol/L NaOH 溶液、甲基红指示剂、百里酚酞指示剂、混合酸（HCl 10.5 mL+ H_3PO_4 5.8 mL，加蒸馏水至 1 000 mL）。

四、实验内容

精密量取本品 10.00 mL 于 250 mL 锥形瓶中，加蒸馏水 30 mL，甲基红指示剂 2 滴，用 0.1 mol/L NaOH 液滴定至溶液变为橙色，消耗 NaOH 溶液的体积为 V_1 mL。再精密量取本品 10.00 mL，置于另一锥形瓶中，加蒸馏水 30 mL、百里酚酞指示剂 8 滴，用 0.1 mol/L NaOH 滴定至溶液变为浅蓝色，消耗 NaOH 溶液的体积为 V_2 mL。则试品中总酸量及各酸的含量（g/100 mL）可分别按下式计算：

$$W(\text{总酸量})=\frac{c(\text{NaOH})\times V_2\times\dfrac{M(\text{HCl})}{1\,000}}{10.00}\times 100$$

$$W(HCl)=\frac{c(NaOH)\times(2V_1-V_2)\times\frac{M(HCl)}{1\ 000}}{10.00}\times 100$$

$$W(H_3PO_4)=\frac{c(NaOH)\times 2(V_2-V_1)\times\frac{M(H_3PO_4)}{1\ 000}}{10.00}\times 100$$

五、思考题

（1）试说明总酸量、各酸含量计算式的原理。
（2）本实验如采用连续滴定法，应如何进行？请列出含量计算式。
（3）试述本实验中所选用指示剂的依据。

实验五　药用硼砂的含量测定

一、实验目的

（1）掌握酸碱滴定中强碱弱酸盐的测定原理。
（2）熟悉酸式滴定管的使用和以甲基红为指示剂时滴定终点的判断。
（3）了解化学计量点 pH 的计算。

二、实验原理

硼砂性质：$Na_2B_4O_7 \cdot 10H_2O$ 是强碱弱酸盐，可用盐酸滴定并测定其含量。

反应如下：

$$Na_2B_4O_7 \cdot 10H_2O + 2HCl = 4H_3BO_3 + 2NaCl + 5H_2O$$

其滴定产物硼酸 H_3BO_3（$Ka = 7.3\times10^{-10}$）是弱酸，并不干扰盐酸标准溶液对硼砂的测定。在计量点时，pH = 5.1，可选用甲基红作指示剂，到达滴定终点时颜色由黄色变为橙色。

根据硼砂试样的质量与盐酸标准溶液的浓度及其所消耗的体积，便可计算出药用硼砂的百分含量，其计算公式如下：

$$W(Na_2B_4O_7\cdot 10H_2O)=\frac{c(HCl)\times V(HCl)\times\frac{M(Na_2B_4O_7)}{2\times 1\ 000}}{W_{样品}}\times 100\%$$

$$M(Na_2B_4O_7\cdot 10H_2O)=381.37\ \ g\cdot mol^{-1}$$

三、仪器与试剂

仪器：25 mL 酸式滴定管、100 mL 量筒、250 mL 锥形瓶、玻棒、水浴锅、电子天平。

试剂：硼砂固体试样（药用）、0.1 mol/L HCl 标准溶液、甲基红指示剂。

四、实验内容

取硼砂样品约 0.4 g，精密称定，置于 250 mL 锥形瓶中，加蒸馏水 50 mL 溶解（若不溶解时可加热）后，加甲基红指示剂 2 滴，用 HCl 溶液（0.1 mol/L）滴定至溶液由黄色变为橙色即为滴定终点，记下 HCl 的用量。重复测定 2 次，计算硼砂的百分含量。

五、实验结果

实验数据按表 9-5 进行记录。

表 9-5　硼砂的含量测定实验报告

	第一次	第二次	第三次
硼砂重（g）			
HCl 初读数（mL）			
HCl 终读数（mL）			
V（HCl）(mL)			
硼砂含量			
含量平均值（%）			
相对标准偏差（%）			

六、注意事项

（1）硼砂试量大，不易溶解，必要时可在水浴锅上加热使之溶解，冷却后再滴定。

（2）甲基红的变色 pH 范围为 4.4 ~ 6.2，颜色变化由红变黄。本实验终点为橙色，若偏红，则说明滴定过量，使结果偏高。

七、思考题

（1）$Na_2B_4O_7 \cdot 10H_2O$ 用 0.1 mol/L 的 HCl 标准溶液滴定时，如何计算化学计量点的 pH?

（2）硼砂是强碱弱酸盐，为什么可用盐酸标准溶液直接滴定？醋酸钠也是强碱弱酸盐，能否用盐酸标准溶液直接滴定？

实验六 EDTA 标准溶液的配制与标定

一、实验目的

（1）掌握 EDTA 标准溶液的配制与标定方法。
（2）熟悉配位滴定的原理。
（3）了解使用铬黑 T 指示剂判断滴定终点的方法。

二、实验原理

乙二胺四乙酸（EDTA）难溶于水，通常使用其二钠盐 EDTA · 2Na · $2H_2O$ 配制标准溶液（间接法）。先配制成近似浓度的溶液，然后以 ZnO 为基准物标定其浓度。在 pH≈10 的条件下，以铬黑 T 为指示剂进行滴定。终点时，溶液由紫红色变为纯蓝色。

滴定过程中的反应为：

滴定前：$Zn^{2+} + HIn^{2-} \longleftrightarrow ZnIn^{-} + H^{+}$

纯蓝色　　紫红色

终点前：$Zn^{2+} + H_2Y^{2-} \longleftrightarrow ZnY^{2-} + 2H^{+}$

终点时：$ZnIn^{-} + H_2Y^{2-} \longleftrightarrow ZnY^{2-} + HIn^{2-} + H^{+}$

紫红色　　纯蓝色

EDTA 标准溶液浓度计算如下：

$$c(\text{EDTA}) = \frac{m(\text{ZnO})/M(\text{ZnO})}{V(\text{EDTA})} \times 1\,000$$

$$M(\text{ZnO}) = 81.38\ (\text{g/mol})$$

三、仪器与试剂

仪器：25 mL 酸式滴定管、25 mL 碱式滴定管、250 mL 锥形瓶、100 mL 量筒、100 mL 烧杯、250 mL 容量瓶、玻棒、胶头滴管、水浴锅、电子天平、移液管（3 mL，10 mL，25 mL）、洗耳球。

试剂：EDTA · 2Na · $2H_2O$（AR）、ZnO（AR）、稀 HCl 溶液、甲基红指示剂、氨试液、$NH_3 \cdot H_2O$-NH_4Cl 缓冲液（pH = 10）、铬黑 T 指示剂。

四、实验步骤

1. 0.05 mol/L EDTA 标准溶液的配制

称取 EDTA·2Na·$2H_2O$ 5.0 g，置于一小烧杯中，加一定量蒸馏水搅拌使溶解（若不溶解可加热），并定量转移至 250 mL 容量瓶中，加水稀释至刻度，摇匀备用。

2. 0.05 mol/L EDTA 标准溶液的标定

精密称取在 800 °C 条件下灼烧至恒重的基准物 ZnO 约 0.12 g，置于 250 mL 锥形瓶中，加稀 HCl 3 mL 使其溶解，加蒸馏水 25 mL 和甲基红指示剂 1 滴，滴加氨试液至溶液呈微黄色。再加蒸馏水 25 mL，NH_3·H_2O-NH_4Cl 缓冲液（pH=10）10 mL 和铬黑 T 指示剂 4 滴，摇匀。用 0.05 mol/LEDTA 标准溶液滴定至溶液由紫红色转变为纯蓝色，即为终点。记录所消耗 EDTA 标准溶液的体积。重复标定 2 次，计算 EDTA 标准溶液的浓度（c_{EDTA}）。

五、实验结果

实验数据按表 9-6 进行记录。

表 9-6 EDTA 标准溶液标定实验报告

	第一次	第二次	第三次
m（ZnO）（g）			
EDTA 初读数（mL）			
EDTA 终读数（mL）			
V（EDTA）（mL）			
c（EDTA）（mol/L）			
平均值（mol/L）			
相对标准偏差（%）			

六、注意事项

（1）市售 EDTA·2Na·$2H_2O$ 溶解较慢，必要时可稍加热以加快溶解。

（2）储存 EDTA 标准溶液一般选用硬质玻璃瓶，用聚乙烯瓶储存更好，可以避免 EDTA 与玻璃中的金属离子产生作用。

（3）滴加氨试液后若出现 $Zn(OH)_2$ 沉淀，一般加缓冲液后即可溶解。

（4）配位反应的速度较慢，故滴定时加入 EDTA 溶液的速度不能太快，特别是近终点时，应逐滴加入并充分振摇。

（5）配位滴定中，加入指示剂的量是否适当对于终点的观察十分重要，宜在实验中加以总结。

（6）标定时由于水和缓冲溶液中含有能封闭铬黑 T 的金属离子，因而使滴定终点后颜色略带紫色。

七、思考题

（1）为什么 ZnO 溶解后，又加甲基红指示液，并用氨试液调溶液至呈微黄色？

（2）为什么滴定前还要加 $NH_3 \cdot H_2O$-NH_4Cl 缓冲液？

（3）若以 ZnO 为基准物质，以二甲酚橙为指示剂标定 EDTA 溶液，pH 应控制在什么范围内？能否用 $NH_3 \cdot H_2O$-NH_4Cl 缓冲液？其终点颜色怎样变化？

实验七　水硬度的测定

一、实验目的

（1）掌握配位滴定法测定水的硬度的原理及方法。

（2）熟悉铬黑 T 指示剂指示终点的原理及操作。

（3）了解水的硬度的表示方法。

二、实验原理

硬度：把水中 Ca^{2+}、Mg^{2+}的总量换算成 CaO 或 $CaCO_3$ 的质量。

我国常用的水的硬度表示方法有两种：

（1）将测得的 Ca^{2+}、Mg^{2+}折算成 $CaCO_3$ 的重量，以 1 L 水中含有 $CaCO_3$ 毫克数表示硬度，1mg/L 可写作 1pm。

（2）将测得的 Ca^{2+}、Mg^{2+}折算成 CaO 的重量，以 1 L 水中含有 10 mg CaO 为 1 度，表示硬度。

测定原理：取一定量的水样，在 pH=10 的条件下，以铬黑 T 为指示剂，用（0.01 mol/L）的 EDTA 标准溶液直接滴定水中 Ca^{2+}、Mg^{2+}的总量，即可计算水的硬度。反应过程如下：

滴定前：$Mg^{2+} + HIn^{2-} \rightarrow MgIn^{-} + H^{+}$

　　　　纯蓝　　酒红

终点前：$Mg^{2+} + H_2Y^{2-} \rightarrow MgY^{2-} + 2H^{+}$

　　　　Ca^{2+}　　　　CaY^{2-}

终点时：$MgIn^{-} + H_2Y^{2-} \rightarrow MgY^{2-} + HIn^{2-} + H^{+}$

　　　　酒红　　　　　　纯蓝

铬黑 T 与 Mg^{2+}的显色灵敏度高于与 Ca^{2+}显色的灵敏度，但是当水中的 Mg^{2+}的含量较低时（一般要求相对于 Ca^{2+}来说须有 5% Mg 存在），用铬黑 T 指示剂往往得不到敏锐终点，这时可在缓冲溶液中加入一定量的 Mg^{2+}—EDTA 盐，此时 $MgY+Ca^{2+}=CaY+Mg^{2+}$。

$$水的硬度=\frac{c_{EDTA}\times V_{EDTA}\times\frac{m_{CaCO_3}}{1\,000}}{V_{水}}\times10^6\ (mg/L)$$

$$水的硬度=\frac{c_{EDTA}\times V_{EDTA}\times\frac{m_{CaO}}{1\,000}}{V_{水}}\times10^5\ (度)$$

三、仪器与试剂

仪器：25 mL 酸式滴定管、250 mL 锥形瓶、10 mL 移液管、分析天平。

试剂：EDTA 标准溶液（0.01 mol/L），$NH_3\cdot H_2O$-NH_4Cl 缓冲液（pH=10），铬黑 T 指示剂，水样。

四、实验内容

1. 0.01 mol/L EDTA 标准溶液的制备

取 EDTA·2Na·$2H_2O$ 1 g 置一小烧杯中，加一定量蒸馏水搅拌使溶解，并定量转移至 250 mL 容量瓶中，加水稀释至刻度，摇匀备用。

2. 自来水总硬度的测定

用 100 mL 量筒量取自来水水样 100 mL 于锥形瓶中，加 $NH_3\cdot H_2O$-NH_4Cl 缓冲液（pH=10）5 mL 及铬黑 T 指示液 3 滴，用 0.01 mol/L EDTA 标准溶液滴定至溶液由酒红色变为纯蓝色，即为终点，记录所消耗 EDTA 标准溶液的体积。重复滴定 2 次，计算水的硬度。

3. 蒸馏水总硬度的测定

用 100 mL 量筒量取蒸馏水水样 100 mL 于锥形瓶中，加 $NH_3\cdot H_2O$-NH_4Cl 缓冲液（pH=10）5 mL 及铬黑 T 指示液 3 滴，用 0.01 mol/LEDTA 标准溶液滴定至溶液由酒红色变为纯蓝色，即为终点，记录所消耗 EDTA 标准溶液的体积。重复滴定 2 次，计算水的硬度。

五、实验结果

实验数据按表 9-7 进行记录。

表 9-7 水硬度测定实验结果

	1	2	3
EDTA 初读数（mL）			
EDTA 终读数（mL）			
V（EDTA）（mL）			
水的硬度（度）			
平均值（度）			
相对标准偏差（%）			

六、思考题

（1）哪些离子的存在会干扰 EDTA 法测定水的硬度？如何消除其干扰？

（2）应如何分别测定水中的 Ca^{2+}、Mg^{2+} 含量？

实验八　0.1 mol/L 碘标准溶液的配制与标定

一、实验目的

（1）掌握标定碘溶液的原理和方法。

（2）熟悉碘量法的操作过程。

（3）了解碘标准液的配制方法。

二、实验原理

25 °C 时 100 mL 水能溶解 0.003 5 g 碘。除了很小的溶解度外，在水溶液中碘还具有较大的蒸气压。因此，操作时会由于碘挥发而引起浓度的稍微降低，故碘标准溶液多采用间接法配制。

通过将碘溶解于碘化钾水溶液中的方法可以克服上述两个困难。碘化钾的水溶液浓度越高，碘的溶解度越大。碘溶解度增加是由于三碘负离子的形成：

$$I_2 + I^- = I^{3-}$$

碘标准溶液可用标准硫代硫酸钠溶液来标定，其反应式如下：

$$I_2 + 2S_2O_3^{2-} = S_4O_6^{2-} + 2I^-$$

碘溶液的浓度按下式计算：

$$c(I_2)=\frac{c(Na_2S_2O_3)\cdot V(Na_2S_2O_3)}{2V_{I_2}}$$

$$c(Na_2S_2O_3) = 0.1\ mol/L$$

三、仪器与试剂

仪器：25 mL 酸式滴定管、250 mL 锥形瓶、20 mL 移液管、100 mL 量筒、100 mL 烧杯、500 mL 棕色瓶。

试剂：碘（分析纯）、碘化钾（分析纯）、浓盐酸、淀粉指示剂（5% 水溶液）、0.1 mol/L $Na_2S_2O_3$ 标准溶液。

四、实验内容

1. 0.1 mol/L 碘标准溶液的制备

称取 9 g 碘化钾（分析纯）溶解于 10 mL 水中。在台秤上用烧杯称大约 3.5 g 碘（分析纯），将其转移至上述浓的碘化钾溶液中，振摇至所有碘溶解后，加一滴盐酸，然后用蒸馏水稀释至 250 mL。保存在带玻璃塞的棕色瓶中，置于阴凉处。

2. 0.1 mol/L 碘标准溶液的标定

准确移取 20.00 mL 碘溶液于 250 mL 锥形瓶中，加 100 mL 蒸馏水，用 0.1 mol/L $Na_2S_2O_3$ 标准溶液滴定至溶液呈浅黄色。加入淀粉指示剂 3 mL，继续用 $Na_2S_2O_3$ 溶液滴定使溶液恰好呈无色。再重复滴定 2 份碘液，记录所消耗碘标准溶液的体积，计算碘标准溶液的浓度。

五、实验结果

实验数据按表 9-8 进行记录。

表 9-8 碘标准溶液标定实验报告

	第一次	第二次	第三次
$Na_2S_2O_3$ 标准溶液初读数（mL）			
$Na_2S_2O_3$ 标准溶液终读数（mL）			
$V(Na_2S_2O_3)$（mL）			
c_{I_2}（mol/L）			
平均值（mol/L）			
相对标准偏差（%）			

六、注意事项

（1）碘必须溶解在浓碘化钾溶液中，然后再稀释。
（2）碘溶液能腐蚀橡胶，因此应使用带玻璃活塞的酸式滴定管盛碘液。

七、思考题

为什么必须使用过量的碘化钾来制备碘液？

实验九　维生素 C 含量的测定

一、实验目的

（1）掌握用碘量法测定维生素 C 含量的原理和方法。
（2）熟悉氧化还原滴定的基本操作过程。
（3）了解氧化还原滴定在药物分析中的应用。

二、实验原理

维生素 C 和碘的反应方程如下：

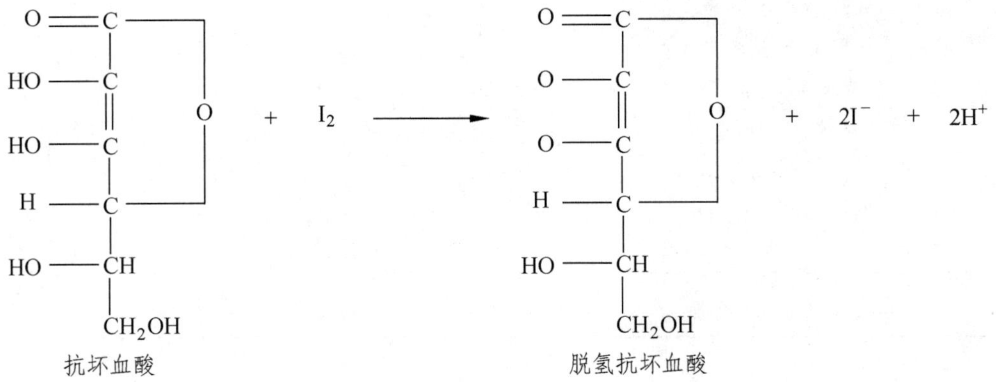

维生素 C 易被空气氧化，特别是在碱性溶液中，由于其还原性很强，更容易氧化，所以，反应需在稀醋酸中进行，以免副反应的发生。

三、仪器与试剂

仪器：25 mL 酸式滴定管、250 mL 锥形瓶、10 mL 移液管、分析天平。

试剂：维生素 C（药用）、稀 HAc、淀粉指示剂、0.1 mol/L 碘标准溶液。

四、实验内容

精密称取维生素 C 样品约 0.2 g，置于 250 mL 锥形瓶中，加新煮沸并放冷至室温的蒸馏水 100 mL 与稀 HAc 10 mL 使溶解。加淀粉指示剂 1 mL，立即用碘标准溶液（0.1 mol/L）滴定至溶液显持续的蓝色，并保持 30 s 不褪色，即为终点。记录消耗的碘标准溶液体积。重复测定 2 次，计算维生素 C 的百分含量。

维生素 C 的百分含量按如下公式计算：

$$\omega(\text{维生素C})=\frac{c(\text{I})\times V(\text{I})\times \dfrac{m_{C_6H_8O_6}}{2\times 1\,000}}{m_{\text{样品}}}\times 100\%$$

$$m_{C_6H_8O_6}=176.12\ \text{g/mol}$$

五、实验结果

实验数据按表 9-9 进行记录。

表 9-9　维生素 C 的含量测定实验报告

	第一次	第二次	第三次
（维生素 C + 称量瓶）初重（g）			
（维生素 C + 称量瓶）末重（g）			
m（维生素）（g）			
I_2 初读数（mL）			
I_2 终读数（mL）			
$V(I_2)$（mL）			
ω（维生素 C）			
含量平均值（%）			
相对标准偏差（%）			

六、注意事项

维生素 C 溶解后易被空气氧化，故溶解后需立即滴定。

七、思考题

（1）为什么维生素 C 含量可用碘量法测定？

（2）为什么必须使用冷的新制备的蒸馏水溶解维生素 C 样品？为何要立即滴定？

实验十　硫代硫酸钠标准溶液的配制与标定

一、实验目的

（1）掌握用基准物质 K_2CrO_2 标定硫代硫酸钠溶液浓度的方法。

（2）熟悉硫代硫酸钠标准溶液的配制方法和注意事项。

（3）了解置换碘量法的原理和过程。

二、实验原理

硫代硫酸钠标准溶液通常用 $Na_2S_2O_3 \cdot 5H_2O$ 配制，由于 $Na_2S_2O_3$ 遇酸即迅速分解产生 S，配制时若水中含 CO_2 较多，则 pH 值会偏低，容易使配制的 $Na_2S_2O_3$ 变浑浊。另外，水中若有微生物也能慢慢分解 $Na_2S_2O_3$。因此，配制 $Na_2S_2O_3$ 溶液通常用新煮沸放冷的蒸馏水，先在水中加入少量 Na_2CO_3，再加入 $Na_2S_2O_3$。

标定 $Na_2S_2O_3$ 溶液可用 KIO_3、$KBrO_3$、$K_2Cr_2O_7$、$KMnO_4$ 等氧化剂，以 $K_2Cr_2O_7$ 最为常用。标定时采用置换滴定法，使 $K_2Cr_2O_7$ 先与过量的 KI 作用，再用欲标定浓度的 $Na_2S_2O_3$ 溶液滴定定量析出的 I_2。

第一步反应为：

$$K_2Cr_2O_7 + 6KI + 14HCl = 2CrCl_3 + 8KCl + 3I_2 + 7H_2O$$

在酸度较低时此反应完成较慢，若酸度太强又有使 KI 被空气氧化成 I_2 的危险，因此必须注意酸度的控制并避光放置 10 min，此反应才能定量完成。

第二步反应为：

$$I_2 + 2\,Na_2S_2O_3 = 2NaI + Na_2S_4O_6$$

第一步反应析出的 I_2 用 $Na_2S_2O_3$ 溶液滴定，以淀粉溶液作指示剂。淀粉溶液在有 I^-离子存在时能与 I_2 分子形成蓝色可溶性吸附化合物，使溶液呈蓝色。达到终点时，溶液中的 I_2 全部与 $Na_2S_2O_3$ 作用，则蓝色消失。但开始时 I_2 太多，易被淀粉吸附，就不易被完全置换，并且也难以观察终点，因此必须在滴定至近终点时方可加入淀粉溶液。

$Na_2S_2O_3$ 与 I_2 的反应只能在中性或弱碱性溶液中进行，因为在碱性溶液中会发生下面副反应：

$$Na_2S_2O_3 + 4\ I_2 + 10\ NaOH === 2\ Na_2SO_4 + 8\ NaI + 5H_2O$$

而在酸性溶液中 $Na_2S_2O_3$ 又易分解：

$$S_2O_3^{2-} + 2H^+ === S + SO_2 + H_2O$$

滴定前应将溶液稀释，一为降低酸度，二为避免终点时溶液中的 Cr^{3+}离子颜色太深而影响终点观察。另外，KI 浓度不可过大，否则 I_2 与淀粉所显颜色偏红紫色，也不利于观察滴定终点。

三、实验内容

1. $Na_2S_2O_3$溶液的配制

在 100 mL 含有 0.32 g Na_2CO_3 的新煮沸放冷的蒸馏水中加入 $Na_2S_2O_3 \cdot 5H_2O$ 26g，使其完全溶解，放置 2 周后再标定。

2. $Na_2S_2O_3$溶液的标定

（1）用固定重量称量法称取在 120 °C 条件下干燥至恒重的基准物质 $K_2Cr_2O_7$ 1.2258 g 于小烧杯中，加水使其溶解，定量转移至 250 mL 容量瓶中，加水至刻度线，混匀，备用。

（2）用移液管移取 25.00 mL $K_2Cr_2O_7$ 溶液于碘瓶中，加 KI 2 g，蒸馏水 15 mL，4 mol/L HCl 溶液 5 mL，密塞，摇匀，封闭，在暗处放置 10 min。

（3）加蒸馏水 50 mL 稀释，用 $Na_2S_2O_3$ 滴定至近终点，加淀粉指示液 2 mL，继续滴定至蓝色消失而显亮绿色，即达到滴定终点。

（4）重复标定 3 次，相对偏差不能超过 0.2%。

为防止反应物 I_2 挥发损失，平行试验的碘化钾试剂不要在同一时间加入，即配即用。

（5）结果按下式计算：

$$c(Na_2S_2O_3) = \frac{6 \times c(K_2Cr_2O_7) \times V(K_2Cr_2O_7)}{V(Na_2S_2O_3)} = \frac{6 \times 0.100\ 00 \times 25.00}{V(Na_2S_2O_3)}$$

四、注意事项

（1）$K_2Cr_2O_7$ 与 KI 反应进行较慢，在稀溶液中反应更慢，故在加水稀释前，应放置 10 min，使其反应完全。

（2）滴定前溶液应加水稀释。

（3）酸的浓度应保持在 0.2 ~ 0.4 mol/L。

（4）KI 要过量，但浓度不能超过 2% ~ 4%，因为若 I^- 太浓，则淀粉指示液的颜色变化不灵敏。

（5）终点有回褪现象，如果不是很快变蓝，可认为是空气中的氧的氧化作用造成的，不影响结果；如果很快变蓝，则说明 $K_2Cr_2O_7$ 与 KI 反应不完全。

（6）接近滴定终点，即当溶液为绿里带浅棕色时，才可以加指示剂。

（7）滴定开始时要掌握慢摇快滴，但接近终点时，要慢滴，并用力振摇，防止吸附。

五、思考题

（1）配制 $Na_2S_2O_3$ 溶液时为什么要提前两周配制？为什么用新煮沸放冷的蒸馏水配制？为什么要加入 Na_2CO_3？

（2）标定 $Na_2S_2O_3$ 标准溶液时为什么要一定的酸度范围，酸度过高或过低有何影响？为什么滴定前要先放置 10 min？为什么要先加 50 mL 水稀释后再滴定？

（3）KI 为什么必须过量？其作用是什么？

第十章　沉淀滴定和重量分析实验技术

第一节　沉淀滴定法

沉淀滴定法是建立在沉淀反应基础上的滴定分析方法，此类分析方法以银量法为主要代表，其化学反应为：

$$Ag^{+}+Cl^{-} = AgCl\downarrow$$（白色）

$$Ag^{+}+SCN^{-} = AgSCN\downarrow$$（白色）

一、银量法滴定终点的指示方法

1. 铬酸钾指示剂法

此法是以铬酸钾作指示剂，用 $AgNO_3$ 标准溶液直接滴定 Cl^-（或 Br^-），其基本原理如下：

滴定反应：　　$Ag^{+} + Cl^{-} = AgCl\downarrow$（白色）

指示终点反应：$2Ag^{+} + CrO_4^{2-} = Ag_2CrO_4$（砖红色）

2. 铁铵矾指示剂法

此法是以铁铵矾为指示剂，用 KSCN 或 NH_4SCN 标准溶液直接滴定溶液中的 Ag^+，其基本原理如下：

滴定反应：　　　$Ag^{+} + SCN^{-} = AgSCN\downarrow$（白色）

指示终点的反应：$Fe^{3+} + SCN^{-} = FeSCN^{2+}$（红色）

3. 吸附指示剂法

吸附指示剂法是以有机染料为指示剂，通过沉淀对指示剂的吸附而发生颜色改变来指示滴定终点的滴定分析方法，其基本原理如下：

以 $AgNO_3$ 标准溶液滴定 Cl^- 为例，用荧光黄为指示剂，用 HIn 表示。在溶液中，荧光黄是一种有机弱酸，在溶液中部分电离为 In^-（黄绿色）和 H^+。

终点前溶液中 Cl^- 过量，形成的 AgCl 沉淀吸附 Cl^-，In^- 不被吸附，溶液呈现 In^- 的黄绿色。化学计量点后，AgCl 因吸附过剩的 Ag^+ 后对 In^- 产生强烈的吸附能力，In^- 被吸附后，因结构的改变而呈粉红色，从而指示滴定终点。

二、银量法的滴定条件

1. 铬酸钾指示剂法

（1）指示剂用量

在反应液总体积为 50 ~ 100 mL 的溶液中，加入 5% 铬酸钾指示剂 1 ~ 2 mL。

（2）溶液适宜的酸度范围

溶液适宜的酸度 pH 范围为 6.5 ~ 10.5。

（3）滴定操作要点

在滴定中应剧烈振摇，使被 AgCl 或 AgBr 沉淀吸附的 Cl^- 或 Br^- 及时释放出来，防止终点提前。

2. 铁铵矾指示剂法

（1）滴定应在浓度为 0.3 ~ 1 mol/L 的 HNO_3 介质中进行。

（2）采用直接滴定法时，必须充分振摇，以使沉淀吸附降低到最低水平。

3. 吸附指示剂法

（1）为使终点颜色变化明显，常加入糊精以阻止卤化银凝聚，使其保持胶体状态。

（2）酸度控制的基本原则为溶液的 pH 应大于指示剂的 pKa，胶体颗粒对指示剂的吸附能力应略小于对被测离子的吸附能力。

第二节　重量分析法

重量分析法是通过称量物质的质量来确定被测组分含量的分析方法。重量分析法是通过直接称量而获得分析结果，不需要与标准试样或基准物质进行比较，因此准确度较高，但操作较为繁琐、费时，对低含量组分的测定误差较大。

第三节　实验项目

实验一　氯化铵的含量测定

一、实验目的

（1）掌握铬酸钾指示剂法测定氯化铵含量的原理和方法。
（2）掌握吸附指示剂法测定氯化铵含量的原理和方法。
（3）了解两种分析方法的特点。

二、实验原理

铬酸钾指示剂法：根据溶解度的不同，AgCl 先沉淀，Ag_2CrO_4 后沉淀。适当控制指示剂的浓度，使 AgCl 恰好完全沉淀后立即出现砖红色沉淀，指示滴定终点。其反应如下：

终点前：　$Ag^+ + Cl^- \xlongequal{} AgCl\downarrow$（白色）

终点时：　$2Ag^+ + CrO4^{2-} \xlongequal{} Ag_2CrO_4\downarrow$（砖红色）

吸附指示剂法：以荧光黄为指示剂，在反应终点前形成的 AgCl 沉淀吸附 Cl^-，溶液呈现 In^-的黄绿色。终点时，溶液中形成（AgCl）$Ag^+ \cdot In^-$ 而呈粉红色。

三、仪器与试剂

仪器：25 mL 酸式滴定管、250 mL 容量瓶、25 mL 移液管、锥形瓶、洗耳球、滴管。

试剂：NH_4Cl、K_2CrO_4 指示液、糊精、荧光黄指示液、0.1 mol/L$AgNO_3$ 标准溶液、$CaCO_3$（分析纯）。

四、实验内容

取 NH_4Cl 试样约 1.2 g 于小烧杯中，加水适量溶解后，转移至 250 mL 容量瓶中，用水稀释至刻度线，摇匀。精密移取 25 mL 溶液 4 份，分别置于锥形瓶中。其中两份各加水 25 mL 与 5% K_2CrO_4 指示液 1 mL，用 $AgNO_3$ 标准溶液滴定至恰好混悬液呈砖红色作为终点。另外两份各加水 25 mL、糊精 5 mL、荧光黄指示剂 8 滴、碳酸钙 0.1 g，摇匀，用 $AgNO_3$ 标准溶液滴定至浑浊液由黄绿色转变至微红色作为终点。氯化铵含量按下式计算：

$$\omega(NH_4Cl)=\frac{c(AgNO_3)\times V(AgNO_3)\times\frac{m(NH_4Cl)}{1\ 000}}{S(g)\times\frac{25}{250}}\times 100\%$$

五、思考题

（1）K_2CrO_4 指示剂用量过多或过少，对测定结果有何影响？

（2）如何确定沉淀滴定时反应的终点？

第十一章 羧酸衍生物制备实验技术

第一节 羧酸衍生物的结构与性质

一、羧酸衍生物的概述

羧基中的—OH 被其他原子或基团取代后所生成的化合物，称为羧酸衍生物（Derivatives of Carboxylic Acid）。羧酸衍生物包括酰卤、酸酐、酰胺、酯。它们在结构上的共同特点是都含有酰基 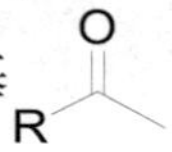 ，酰基与其所连的基团都能形成 p-π 共轭体系，通常 p 电子是朝着双键方向转移，呈供电子效应。酰氯、酸酐、酯分子间不能通过氢键缔合，沸点比相应羧酸低。

二、羧酸衍生物的化学性质

1. 水解、醇解、氨解反应

羧酸衍生物的典型化学性质是与水、醇及氨发生水解、醇解和氨解反应，其取代产物可以看作羧酸衍生物的酰基取代了水、醇（酚）中羟基氢原子和氨（伯、仲胺）中氮上的氢原子，形成羧酸、酯和酰胺，故称为酰基化反应。

羧酸衍生物的酰化能力强弱顺序为：酰氯 > 酰酐 > 酯 > 酰胺。

2. 还原反应

羧酸衍生物比相应的酸易被还原，常用还原剂为 $LiAlH_4$。酰氯、酸酐和酯还原成伯醇，酰胺还原成胺。

3. 酯缩合反应

有α-H 酯受酯键影响而显酸性，可在醇钠存在下发生有机合成和药物合成中很有价值的酯缩合反应。在体内酶催化下发生的酯缩合反应，能合成出人体需要的物质，如柠檬酸等。

第二节　实验项目

实验一　苯甲酸乙酯制备

一、实验目的

（1）掌握酯化反应原理，苯甲酸乙酯的制备方法。
（2）熟悉分水器的使用及液体有机化合物的精制方法。
（3）了解三元共沸除水原理。

二、实验原理

羧酸酯是一类在工业和商业上用途广泛的化合物。可由羧酸和醇在催化剂存在下直接酯化来进行制备，或采用酰氯、酸酐和腈的醇解，有时也可利用羧酸盐与卤代烷或硫酸酯的反应。

酸催化的直接酯化是工业和实验室制备羧酸酯最重要的方法，常用的催化剂有硫酸、氯化氢和对甲苯磺酸等。

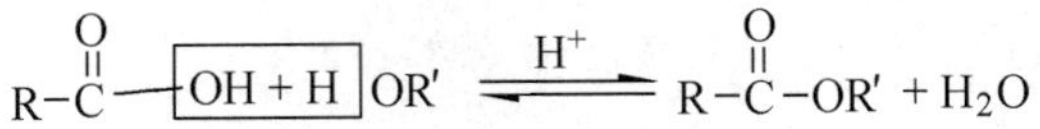

酸的作用是使羰基质子化从而提高羰基的反应活性。

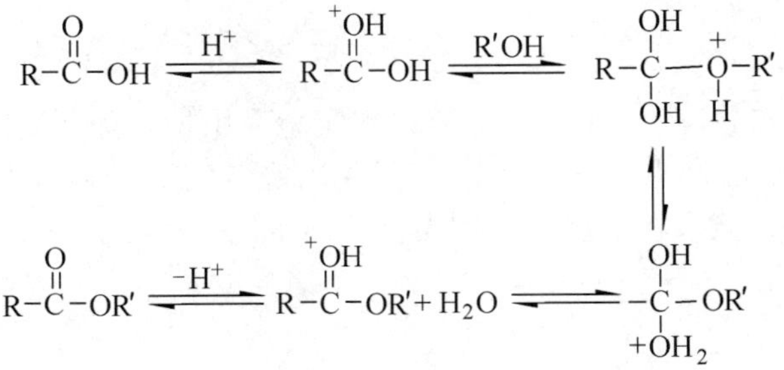

整个反应是可逆的，为了使反应向有利于生成酯的方向移动，通常采用过量的羧酸或醇，或者除去反应中生成的酯或水，或者二者同时采用。

根据质量作用定律，酯化反应平衡混合物的组成可表示为：

$$K_a=\frac{[\text{酯}][\text{水}]}{[\text{酸}][\text{醇}]}$$

对于乙酸和乙醇作用生成乙酸乙酯的反应，平衡常数 $K_a \approx 4$，即用等物质的量的原料进行反应，达到平衡后只有三分之二的羧酸和醇转变为酯。

由于平衡常数在一定温度下为定值，故增加羧酸和醇的用量无疑会增加酯的产量，但究竟使用过量的酸还是过量的醇，则取决于原料价格和是否易得，以及过量的原料与产物容易分离与否等因素。

理论上催化剂不影响平衡混合物的组成，但实验表明，加入过量的酸，可以增大反应的平衡常数。因为过量酸的存在，改变了体系的环境，并通过水合作用除去了反应中生成的部分水。

在实践中，提高反应收率常用的方法是除去反应中形成的水，特别是大规模的工业制备中。在某些酯化反应中，醇、酯和水之间可以形成二元或三元最低恒沸物，也可以在反应体系中加入能与水、醇形成恒沸物的第三组分，如苯，四氯化碳等，以除去反应中不断生成的水，达到提高酯产量的目的。这种酯化方法，一般称为共沸酯化。究竟采取什么措施，要根据反应物和产物的性质来确定。

酯化反应的速率明显地受羧酸和醇的结构的影响，特别是空间位阻。随着羧酸 α 及 β 位取代基数目的增多，反应速率可能变得很慢甚至完全不起反应。对位阻大的羧酸最好先转化为酰氯，然后再与醇反应，或在叔胺的催化下，利用羧酸盐与卤代烷反应。

酰氯和酸酐能迅速地与伯及仲醇反应生成相应的酯；叔醇在碱存在下，与酰氯反应生成卤代烷，但在叔胺（吡啶，三乙胺）存在下，可顺利地与酰氯发生酰化反应。酸酐的活性低于酰氯，但在加热的条件下可与大多数醇反应，酸（硫酸、二氯化锌）和碱（叔胺、错酸钠等）的催化可促进酸酐的酰基化。

酯在工业和商业上大量用作溶剂。低级酯一般是具有芳香气味或特定水果香味的液体，自然界许多水果和花草的芳香气味，就是由于酯存在的缘故。酯在自然界以混合物的形式存在。人工合成的一些香料就是模拟天然水果和植物提取液的香味经配置而成的。苯甲酸，乙醇在浓硫酸的催化下进行酯化反应，生成苯甲酸乙酯与水。

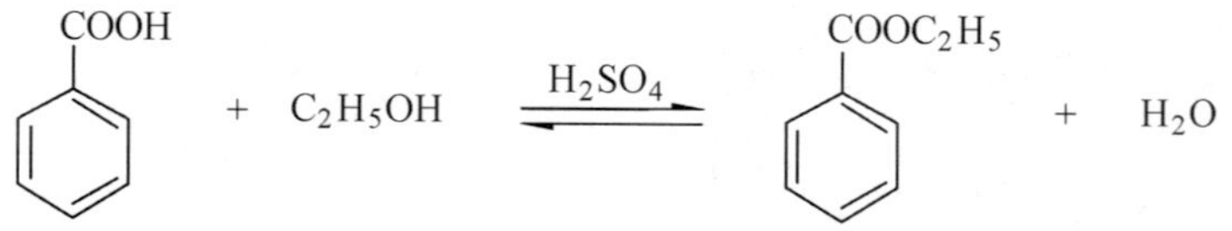

由于苯甲酸乙酯的沸点较高，很难蒸出，所以本实验采用加入环己烷的方法，使环己烷、乙醇和水形成三元共沸物，其沸点为 62.1 °C。三元共沸物经过冷却形成两相，使环己烷在上层的比例大，再回反应瓶，而水在下层的比例大，放出下层即可除去反应生成的水，使平衡向正方向移动。

三、仪器与试剂

仪器：圆底烧瓶、回流冷凝器、分液漏斗、锥形瓶、烧杯、温度计、球形冷凝管、分水器。

试剂：苯甲酸 4 g、无水乙醇 10 mL、浓硫酸 3 mL、Na_2CO_3、环己烷 8 mL、乙醚、无水 $MgSO_4$、沸石。

四、实验内容

1. 加　料

于 50 mL 圆底烧瓶中加入：4 g 苯甲酸；10 mL 乙醇；8 mL 环己烷；3 mL 浓硫酸，摇匀，加几粒沸石。安装分水器，分水器上端接一回流冷凝管（具体安装和操作视频见第二章）。

2. 分水回流

如图 11-1 所示，加热反应瓶，开始回流。开始时回流要慢，随着回流的进行，分水器中出现上下两层。当下层接近分水器支管时将下层液体放入量筒中。继续蒸馏，蒸出过量的乙醇和环己烷，至瓶内有白烟或回流下来液体无滴状（约 2 h），停止加热。

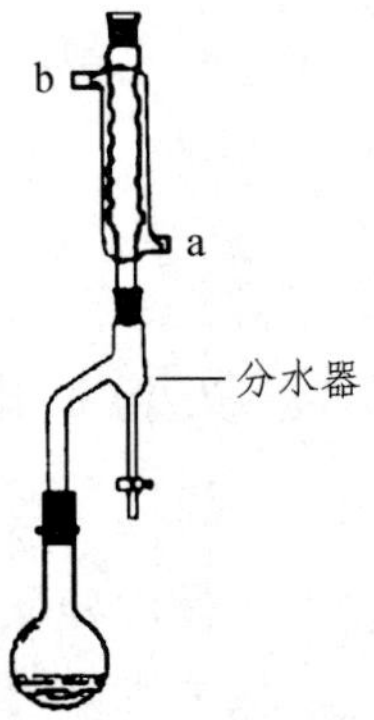

图 11-1　分水回流装置

3. 中　和

将反应液倒入盛有 30 mL 水的烧杯中，分批加入碳酸钠粉末至溶液呈中性（或弱碱性），无二氧化碳逸出，用 pH 试纸检验。

4. 分离萃取、干燥、蒸馏

用分液漏斗分出有机层，水层用 25 mL 乙醚萃取，然后合并至有机层。用无水 $MgSO_4$ 干燥，粗产物进行蒸馏，低温蒸出乙醚。当温度超过 140 °C 时，用牛角管直接接收 210 ~ 213 °C 的馏分。

5. 检验鉴定：（此处仅作理解、参考）

物理方法：取少量样品，用手扇动其，在闻其气味，应该稍有水果气味。

化学方法：酯与羟胺反应生成一种氧酸。氧酸与铁离子形成牢固的品红色的络合物。在试管中加入两滴新制备的酯，再加入 5 滴溴水。有溴水的颜色不变或没有白色沉淀生成，将 5 滴新制备的酯滴入干燥的试管中，在加入 7 滴 3% 的盐酸羟胺的 95% 酒精溶液和 3 滴 2% 的 NaOH 溶液，摇匀后滴入 7 滴 5% HCl 溶液和 1 滴 5% $FeCl_3$ 溶液，试管内显示品红色，证明酯的存在。

五、注意事项

（1）注意浓硫酸的取用安全。加入浓硫酸应慢加且混合均匀，防止碳化。

（2）流时温度和时间的控制（反应初期小火加热、反应终点的正确判断）。

（3）分水回流开始要控制温度，控制先前一个小时保持回流蒸汽在分水器接圆底烧瓶内管。

六、思考题

（1）本实验用什么原理和措施来提高该平衡反应的收率？

（2）实验中，如何运用化合物的物理常数分析现象和指导操作？

实验二　肉桂酸的制备

一、实验目的

（1）掌握肉桂酸的制备方法和水蒸气蒸馏的装置及操作方法。

（2）熟悉水蒸气蒸馏的原理及其应用。

（3）了解肉桂酸的反应机理。

二、实验原理

芳香醛和酸酐在碱性催化剂作用下，可以发生类似羟醛缩合的反应，生成 α，β—不饱和芳香醛，称为 Perkin 反应。催化剂通常是相应酸酐的羧酸钾或钠盐，有时也可用碳酸钾或叔胺代替，典型的例子是肉桂酸的制备。

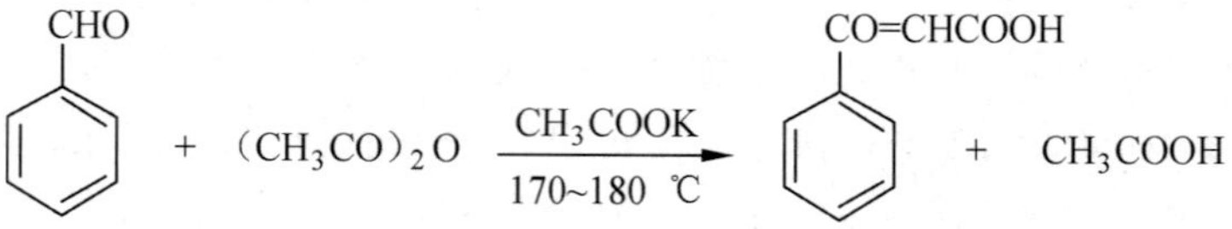

碱的作用是促进酸酐的烯醇化，生成醋酸酐碳负离子，接着碳负离子与芳醛发生亲核加成，第三步是中间产物的氧酰基交换产生更稳定的 β-酰氧基丙酸负离子，最后经 β—消去产生肉桂酸盐。用碳酸钾代替醋酸钾，反应周期可明显缩短。反应过程可表示如下：

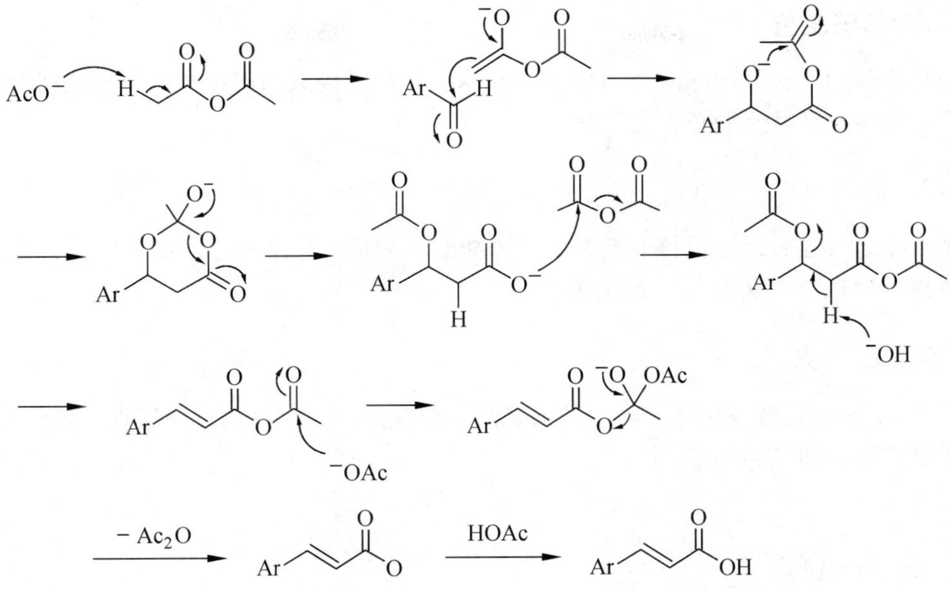

虽然理论上肉桂酸存在顺反异构体，但 Perkin 反应只得到反式肉桂酸（熔点 133 °C），顺式异构体（熔点 68 °C）不稳定，在较高的反应温度下很容易转变为热力学更稳定的反式异构体。

三、仪器与试剂

仪器：150 mL 三口烧瓶，空气冷凝管，水蒸气蒸馏装置，锥形瓶，量筒，烧杯，布氏漏斗，抽滤瓶，表面皿。

试剂：苯甲醛（新蒸），乙酸酐，碳酸钠，浓盐酸，活性炭。

四、实验内容

1. 加　料

在 150 mL 圆底烧瓶中加入 4.1 g（0.03 mol）无水碳酸钾，3 mL 苯甲醛（3.2 g，0.03 mol）和 5.5 mL 醋酸酐（6.0 g，0.06 mol）。

2. 加热回流

反应液始终保持在 150 ~ 170 °C 加热回流 45 min。

3. 水蒸气蒸馏

反应混合物稍冷后，加入 20 mL 热水，进行水蒸气蒸馏，直至无油状物蒸出为止。

4. 成盐溶解脱色

待烧瓶冷却后，加入 20 mL 10% 氢氧化钠水溶液，使生成的肉桂酸形成钠盐而溶解。加热煮沸后加入少量活性炭脱色，趁热过滤。

5. 析　晶

待滤液冷至室温后，在搅拌下慢慢滴加浓盐酸至刚果红试纸变蓝。冷却结晶，抽滤析出的晶体，并用少量冷水洗涤，干燥后称重。

6. 重结晶

可用 3 : 1 的稀乙醇重结晶。纯净的肉桂酸为白色晶体，可以通过测熔点、做红外光谱图来表征其结构，熔点为 132 ~ 134 °C。

五、注意事项

（1）久置的苯甲醛含苯甲酸，故需蒸馏提纯。苯甲酸含量较多时可用下法除去：先用 10% 碳酸钠溶液洗至无 CO_2 放出，然后用水洗涤，再用无水硫酸镁干燥，干燥时加入 1%对苯二酚以防氧化，减压蒸馏，收集 79 °C/25 mm Hg 或 69 °C/15 mm Hg，或 62 °C/10 mm Hg 的馏分，沸程 2 °C，储存时可加入 0.5% 的对苯二酚。

（2）无水碳酸钾必须无水，反应之前做烘干处理。

（3）加热回流反应系统必须无水，玻璃仪器预先烘干。

（4）冷凝管的上方要加干燥管，防止空气中的水汽进入反应体系。

（5）反应过程中体系的颜色会逐渐加深，有时会有棕红色树脂状物质出现。

六、思考题

（1）在肉桂酸的制备实验中，水蒸气蒸馏除去什么？

（2）加入 10% 氢氧化钠溶液的目的是什么？

（3）用丙酸酐和无水丙酸钾与苯甲醛反应，得到什么产物？写出反应式。

第十二章　醇和酚的性质

第一节　概　述

醇是羟基与饱和碳原子直接相连的一类化合物，羟基是醇的官能团。醇通常有三种分类法：按烃基类别分类，按官能团数目分类，按羟基所连α-碳原子的类型（伯、仲、叔碳）分类。醇羟基之间后醇羟基与水分子之间可形成氢键，使醇的物理性质如熔点、沸点、水溶性等都具有显著特点。

酚是芳烃苯环上的氢原子被羟基取代的一类化合物，酚羟基是酚的官能团。根据芳烃基的不同，分为苯酚和萘酚等；根据酚羟基的数目分为一元酚和多元酚。

第二节　化学性质

一、醇的化学性质

醇的化学性质主要由它的官能团羟基决定，在不同条件下，醇可发生碳氧键、氢氧键和α-碳氢键的断裂。

（1）与活泼金属 K、Na、Mg、Al 等的反应；

（2）与无机含氧酸硫酸、硝酸、亚硝酸、磷酸等的反应；

（3）与氢卤酸的反应；

（4）与浓酸供热发生脱水反应；

（5）氧化反应。

二、酚的化学性质

酚中苯环π键的 p 轨道与羟基氧原子的 p 轨道构成 p-π 共轭体系，使羟基易解离出 H^+，故酚具有弱酸性。酚羟基为较强的邻、对位定位基，使苯环活化，故酚的苯环易发生亲电取代反应。

（1）酸性。

（2）与三氯化铁的显色反应。

（3）芳环上的亲电取代反应。

（4）酚的氧化反应。

第三节　实验项目

实验一　醇和酚的性质

一、实验目的

（1）掌握醇和酚的性质。

（2）熟悉醇和酚之间的化学性质的差异。

（3）了解羟基和烃基的相互影响。

二、实验原理

醇和酚的结构中都含有羟基，但醇中的羟基与烃基相连。酚中羟基与芳环直接相连，因此它们的化学性质上有许多不相同的地方。

1. 醇的性质

（1）醇和乙酰氯直接作用生成酯的反应如下，可用于醇的定性试验。

$$CH_3COCl + ROH \longrightarrow CH_3COOR + HCl$$

低级醇的乙酰酯有香味，容易检出。高级醇的乙酰酯因香味很淡或无香味而不适用。

（2）含 10 个碳以下的醇和硝酸铈铵溶液作用可生成红色的络合物，溶液的颜色由橘黄色变成红色，此反应可用来鉴别化合物中是否含有羟基。

$$(NH_4)_2Ce(NO_3)_6 + ROH \longrightarrow (NH_4)_2Ce(OR)(NO_3)_5 + HNO_3$$

（3）铬酸是鉴别醇和醛、酮的一个重要试剂，反应在丙酮溶液中进行，可迅速获得明确的结果，铬酸试剂可氧化伯醇，仲醇及所有醛类，在 5 s 内产生明显的颜色，溶液由橙色变为蓝绿色。而在试验条件下，叔醇和酮不起反应，因此，铬酸试验可使伯醇与叔醇区别开来。

$$H_2CrO_7 + RCH_2OH(R_2CHOH) \xrightarrow{H_2SO_4} Cr_2(SO_4)_3 + RCOOH(R_2C=O)$$

（4）不同类型的醇与氯化锌-盐酸（Lucas）试剂反应的速度不同，三级醇最快，二级醇次之，一级醇最慢，故可用来区别一、二、三级醇，含 3～6 个碳原子的醇可溶于氯化锌-盐酸溶液中，反应后由于生成不溶于试剂的卤代烷，故会出现混浊或分层，利用各种醇出现混浊或分层的速度不同可加以区别；含 6 个碳原子以上的醇类不溶于水，故不能用此法检验；而甲醇和乙醇由于生成相应卤代烷的挥发性，故此法也不适用。

$$ROH + HCl \xrightarrow{ZnCl_2} RCl + H_2O$$

（5）醇与 3，5—二硝基苯甲酰氯作用得到固体的酯，有固定的熔点，并且容易纯化，可作为衍生物来鉴定醇。

（6）多元醇的氧化：用费林试剂氧化多元醇，多元醇能与新鲜的氢氧化铜反应生成绛蓝色溶液，醇羟基数越多，反应越快。

2. 酚的性质

酚类化合物具有弱酸性，与强碱作用生成酚盐而溶于水，酸化后可使酚游离出来。

（1）大多数酚与三氯化铁有特殊的颜色，而且各种酚产生不同的颜色，多数酚呈现红、蓝、紫或绿色，颜色的产生是由于形成电离度很大的络合物。

$$C_6H_5OH + FeCl_3 \longrightarrow 3H^+ + 3HCl + [Fe(OC_6H_5)_6]^{3-}$$

一般烯醇类化合物也能与三氯化铁起反应（多数为红紫色），大多数硝基酚类、间位和对位羟基苯甲酸不起颜色反应，某些酚如 α—萘酚及 β—萘酚等由于在水中溶解度很小，它的水溶液与三氯化铁不产生颜色反应，若采用乙醇溶液则呈现正反应。

（2）羟基的存在使苯环活性增加，酚类能使溴水褪色，形成溴代酚析出，如苯酚与溴水作用生成白色固体三溴酚。

但要注意的是，这个反应并非酚的特有反应，一切含有易被溴取代的氢原子的化合物，以及一切易被溴水氧化的化合物，如芳胺与硫醇均有此反应。

三、仪器与试剂

仪器：恒温水浴锅。

试剂：甲醇、乙醇、丁醇、辛醇、钠、酚酞、仲丁醇、叔丁醇、无水 $ZnCl_2$、浓盐酸、1% $KMnO_4$、异丙醇、NaOH、$CuSO_4$、乙二醇、甘油、苯酚、pH 试纸、饱和溴水、1% KI、苯、H_2SO_4、浓 HNO_3、5% Na_2CO_3、0.5% $KMnO_4$、$FeCl_3$。

四、实验内容

1. 醇的性质

（1）比较醇的同系物在水中的溶解度

四支试管中分别加入甲醇、乙醇、丁醇、辛醇各 10 滴，振荡观察溶解情况，如已溶解则再加 10 滴样品，观察，从而可得出什么结论？

现象：

结论：

（2）醇的卢卡斯（Lucas）试剂反应

在三支干燥试管中分别加入 1 mL 正丁醇、仲丁醇和叔丁醇，再分别加入 1 mL 卢卡斯（Lucas）试剂，振摇，最好放在 26 ~ 27 °C 水浴中温热数分钟，静止，观察发生的变化，记下混合液混浊和出现分层所需时间。

现象：

解释：

结论：

（3）醇的氧化

① 1% $KMnO_4$ 5 滴 + 浓 H_2SO_4 1 滴 + 样品。

样品：伯丁醇，仲丁醇，叔丁醇。

现象：

结论：

② 醇的硝酸铈铵试验：取 2 滴样品于试管中，再加 0.5 mL 硝酸铈铵试剂，摇荡后观察颜色变化。不溶于水的样品操作如下：将 0.5 mL 硝酸铈铵溶液和 1 mL 醋酸加入一个干净试管中（如有沉淀，加 3 ~ 4 滴水使沉淀溶解），再加 5 滴样品，振摇试管使之溶解，观察反应现象。

现象：

结论：

（4）多元醇与氢氧化铜的作用

3 mL 5% NaOH + 5 滴 10% $CuSO_4$ 于 2 支试管中，再分别加 5 滴样品。

样品：乙二醇，甘油。

现象：

结论：

2. 酚的性质

（1）酚的溶解性和弱酸性

① 取少许样品于试管中，用 pH 试纸测其酸碱性。

样品：苯酚，间苯二酚，对苯二酚。

现象：

② 将少量苯酚晶体放在试管中，加 3 mL 水，振荡试管后观察是否溶解。用玻璃棒蘸一滴溶解，以广泛 pH 试纸检验酸碱性。加热试管可见苯酚晶体全部溶解。将溶液分装两支试管，冷却后两试管均出现混浊。向其中一支试管加入几滴 5% NaOH 溶液，观察现象。再加

入 10% 盐酸，观察有什么变化。在另一支试管中加入 5% $NaHCO_3$ 溶液，观察混浊是否溶解。

现象：

结论：

（2）与 $FeCl_3$ 溶液作用

在三支试管中分别加入 0.5 mL 样品 1% 苯酚，间苯二酚，对苯二酚水溶液，再各加入 1% $FeCl_3$ 水溶液 1 ~ 2 滴，观察和记录各试管中显示的颜色。

现象：

解释：

结论：

（3）溴　化

① 在试管中加入 0.5 mL 1% 样品水溶液，逐渐加入 Br_2 溶液，溴水不断褪色并观察有无沉淀析出。

样品：苯酚，水杨酸，间苯二酚，对苯二酚，对羟基苯甲酸，苯甲酸。

现象：

结论：

② 与溴的作用。将 5 滴苯酚稀溶液加入试管中，然后逐滴加入饱和溴水，有白色沉淀生成。继续滴加饱和溴水至白色沉淀变为黄色沉淀。再将试管内混合物煮沸 1 ~ 2 min，以除去过量的溴，静置冷却，沉淀又析出。滴加几滴 1% 碘化钾溶液和 1 mL 苯。用力振荡试管，沉淀溶于苯中，析出的碘使苯层呈紫色。记录观察到的现象，并解释其原因。

现象：

解释：

结论：

五、注意事项

（1）本实验比较简单，但必须注意控制好用量。

（2）注意观察反应现象并及时记录。

（3）苯酚与溴水作用，生成微溶于水的 2，4，6—三溴苯酚白色沉淀，滴加过量溴水，则白色的三溴苯酚就转化为淡黄色的难溶于水的四溴化物。

（4）配制 1% 的水杨酸对羟基苯甲酸和邻硝基苯酚水溶液时需要加入少量乙醇或直接用饱和溶液进行试验；间苯二酚的溴化物在水中溶解度较大，需加入较多的溴水溶液才能产生沉淀。

六、思考题

（1）用卢卡斯试剂检验伯仲、叔醇的实验成功的关键是什么？对于六个碳以上的伯仲叔醇是否都能用卢卡斯试剂进行鉴别？

（2）与氢氧化铜反应产生绛蓝色是邻羟基多元醇的特征反应，此外，还有什么试剂能起类似的作用？

第十三章　果胶的提取实验技术

第一节　果胶的结构与性质

一、果胶的概述

果胶是一种每个分子含有几百到几千个结构单元的线性多糖，平均分子量在 50 000～180 000，其基本结构是以 α—1，4 苷链结合的聚半乳糖醛酸，在聚半乳糖醛酸中，部分羧基被甲醇酯化，剩余的部分与钾、钠或铵等离子结合。高甲氧基化果胶分子的部分链节如下：

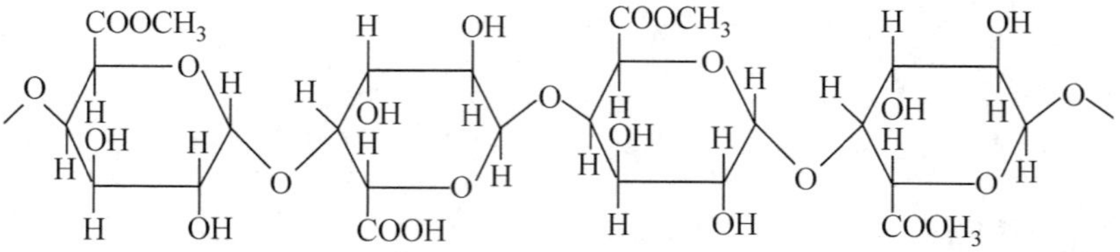

［甲氧氧化度（DM）为 75%］

在果蔬中果胶多数以原果胶存在。原果胶中聚半乳糖醛酸可被甲基部分地酯化，并且以金属离子桥（特别是钙离子）与多聚半乳糖醛酸分子残基上的游离羧基相连接。其结构为：

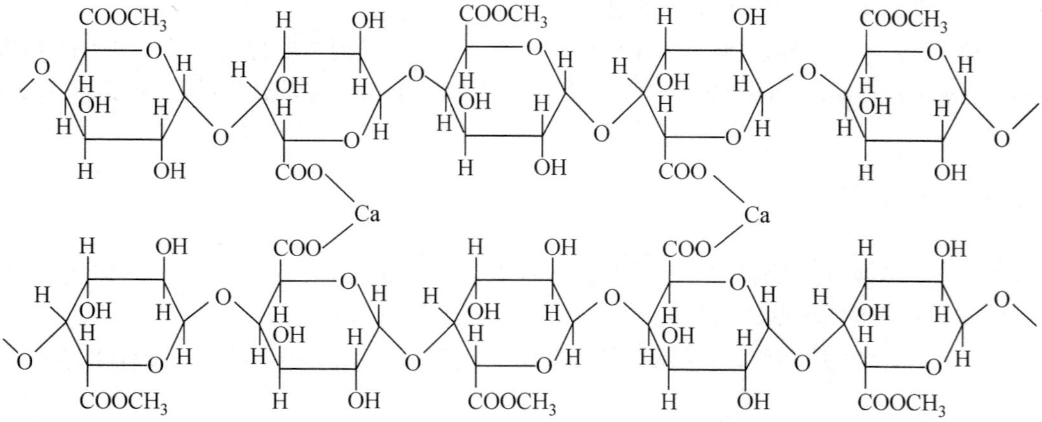

原果胶不溶于水，用酸水解时这种金属离子桥（离子键）被破坏，即得到可溶性果胶。再进行纯化和干燥即为商品果胶。

甲氧基化的半乳糖醛酸残基数与半乳糖醛酸残基总数的比值称为甲氧基比度或酯化度。果胶的胶凝强度的大小是果胶的重要质量标准之一。影响胶凝强度的主要因素是果胶的分子量及酯化度。酯化度增大，胶凝强度增大，同时胶凝速度也加快。理论上完全酯化的聚半乳糖醛酸的甲氧基含量是 16.32%，这时酯化度为 100%，但实际上能得到的甲氧基含量最高值是 12%～14%。一般规定甲氧基含量大于 7% 的为高甲氧基果胶，小于和等于 7% 的为低甲氧基果胶。从天然原料中提取的果胶最高酯比度为 75%，食品工化中常用高甲氧基果胶来制果冻、果酱和糖果等,以及在汁液类食品中作增稠剂、乳化剂等，更高酯化度的果胶可通过用甲醇甲氧基化来获得。若在酸性和碱性条件下加热果胶，会使甲酯水解。苷链断裂变成低酯化度或低分子量的果胶，从而降低果胶的胶凝强度和速度。因此，在提取果胶时要严格控制其水解温度、时间和 pH。

世界上柑橘年产量超过 5×10^8 t，其果皮约占 20%，为提取果胶提供了丰富的原料，也是目前我国常用的一种原料，所以本实验采用橘皮为原料，采用酸法萃取，酒精沉淀这一种最简单的工艺路线来提取果胶。

第二节　实验项目

实验一　果皮中提取果胶

一、实验目的

（1）掌握从柑橘皮中提取果胶的方法。
（2）熟悉果胶质性质。
（3）了解果胶质的用途。

二、实验原理

果胶（Pectin）是一组聚半乳糖醛酸。在适宜条件下其溶液能形成凝胶和部分发生甲氧基化（甲酯化，也就是形成甲醇酯），其主要成分是部分甲酯化的 α—1, 4—D—聚半乳糖醛酸。残留的羧基单元以游离酸的形式存在或形成铵、钾钠和钙等盐。分子式：$(C_6H_{10}O_6)n$，其结构如下：

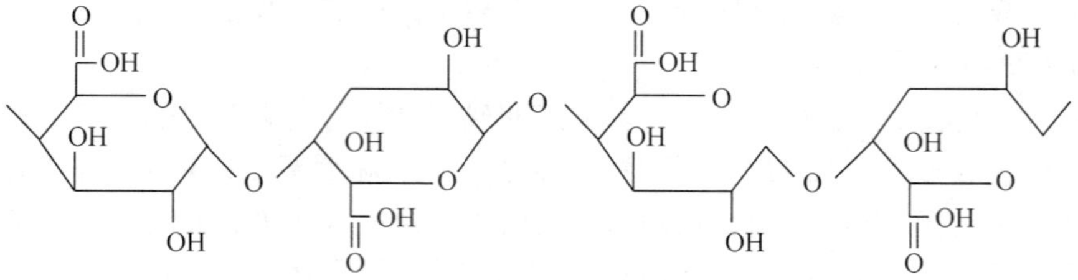

果胶物质广泛存在于植物中，主要分布于细胞壁之间的中胶层，尤其以果蔬中含量为多。不同果蔬含果胶物质的量不同，山楂约为6.6%，柑橘为0.7%～1.5%，南瓜含量较多，为7%～17%。在果蔬中，尤其是在未成熟的水果和果皮中，果胶多数以原果胶存在，原果胶不溶于水，用酸水解，生成可溶性果胶，再进行脱色、沉淀、干燥即得商品果胶。从柑橘皮中提取的果胶是高酯化度的果胶，在食品工业中常用来制作果酱、果冻等食品。

三、仪器与试剂

仪器：恒温水浴、布氏漏斗、抽滤瓶、玻棒、尼龙布、表面皿、精密 pH 试纸、烧杯、电子天平、小刀、真空泵。

试剂：盐酸、氨水、活性炭、无水乙醇、柑橘皮（新鲜）。

四、实验内容

（1）称取新鲜柑橘皮 20 g（干品为 8 g），用清水洗净后，放入 250 mL 烧杯中，加 120 mL 水，加热至 90 °C 保温 5～10 min，使酶失活。用水冲洗后切成 3～5 mm 大小的颗粒，用 50 °C 左右的热水漂洗，直至水为无色，果皮无异味为止。每次漂洗都要把果皮用尼龙布挤干，再进行下一次漂洗。

（2）将处理过的果皮粒放入烧杯中，加入 0.2 mol/L 的盐酸以浸没果皮为度，调溶液的 pH 2.0～2.5。加热至 90 °C，在恒温水浴中保温 40 min，保温期间要不断地搅动，趁热用垫有尼龙布（100 目）的布氏漏斗抽滤，收集滤液。

（3）在滤液中加入 0.5%～1% 的活性炭，加热至 80 °C，脱色 20 min，趁热抽滤（如橘皮漂洗干净，滤液清沏，则可不脱色）。

（4）滤液冷却后，用 6 mol/L 氨水调至 pH 3～4，在不断搅拌下缓缓地加入 95% 乙醇溶液，加入乙醇的量为原滤液体积的 1.5 倍（使其中乙醇的质量分数达 50%～60%）。乙醇加入过程中即可看到絮状果胶物质析出，静置 20 min 后，用尼龙布（100 目）过滤制得湿果胶。

（5）将湿果胶转移于 100 mL 烧杯中，加入 30 mL 无水乙醇洗涤湿果胶，再用尼龙布过滤、挤压。将脱水的果胶放入表面皿中摊开，在 60～70 °C 烘干。将烘干的果胶磨碎过筛，制得干果胶，称重计算收率。

五、注意事项

（1）脱色中如抽滤困难可加入 2%～4% 的硅藻土作助滤剂。
（2）湿果胶用无水乙醇洗涤，可进行 2 次。
（3）滤液可用分馏法回收乙醇。

六、思考题

（1）从橘皮中提取果胶时，为什么要加热使酶失活？
（2）沉淀果胶除用乙醇外，还可用什么试剂？
（3）在工业上，可用什么果蔬原料提取果胶？

第十四章 电位分析实验技术

第一节 概 述

将化学变化与电的现象紧密联系起来的学科便是电化学。应用电化学的基本原理和实验技术，依据物质的电化学性质来测定物质组成及含量的分析方法称之为电化学分析或电分析化学。这类方法通常是以试样溶液和适当的电极构成一个化学电池，然后根据电池电化学参数的强度或变化情况，对被测组分进行分析。

按分析中测定的电化学参数不同，电化学分析方法可以分为以下几类：

电解分析法：电重量法、库伦法和库伦滴定法；

电位分析法：直接电位法和电位滴定法；

电导分析法：直接电导法和电导滴定法；

伏安法：极谱法、溶出伏安法和电流滴定法。

电化学分析方法具有设备简单、易于微型化和自动化、分析速度快、准确度高、重现性好、稳定性好和选择性高等优点。本章将介绍电位分析实验技术。

第二节 电化学分析法

直接通过测定电流、电位、电导、电量等物理量，在溶液中有电流或无电流流动的情况下进行研究，确定参与反应的化学物质的量的分析方法称为电化学分析方法。

依据测定电参数不同，电化学分析方法可分为电位分析法、电导分析法等。依据应用方式不同可分为直接法和间接法。

一、电化学分析法的特点

（1）灵敏度、准确度高，选择性好，应用广泛。被测物质的最低量可以达到 10^{-12} mol/L 数量级。

（2）电化学仪器装置较为简单，操作方便，尤其适合于化工生产中的自动控制和在线分析。

传统电化学分析多以无机离子为分析对象，目前较多应用于有机化合物和生物电化学活性物质的分析。在快速检测、连续实时检测、活体检测等方面具有其他分析方法无法取代的作用，对各种新型离子选择性电极、电化学传感器等的研究成为电化学分析法研究的重点。

二、电位分析法的分类

1. 直接电位法

直接电位法是利用电池电动势与被测组分活度（浓度）之间的函数关系，直接求出待测组分活度（浓度）的方法。直接电位法可用于溶液 pH 的测定及其他离子浓度的测定，其装置如图 14-1 所示。

2. 电位滴定法

电位滴定法是借助滴定过程中指示电极的电位突跃确定滴定终点的方法，其装置如图 14-2 所示。电位滴定确定终点的方法有：E-V 曲线法，$\Delta E/\Delta V$-$\bar{V}$ 曲线法（一阶微商法），$\Delta^2 E/\Delta V^2$-V 曲线法（二阶微商法）。

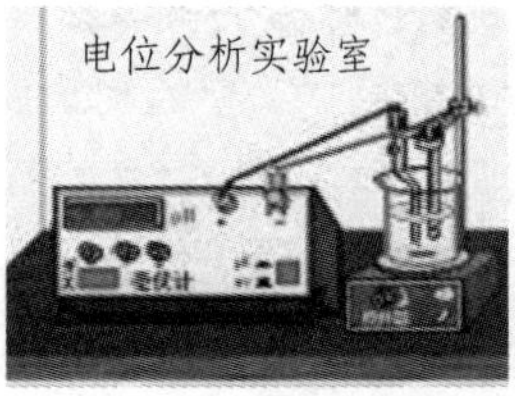

图 14-1　直接电位法装置示意图

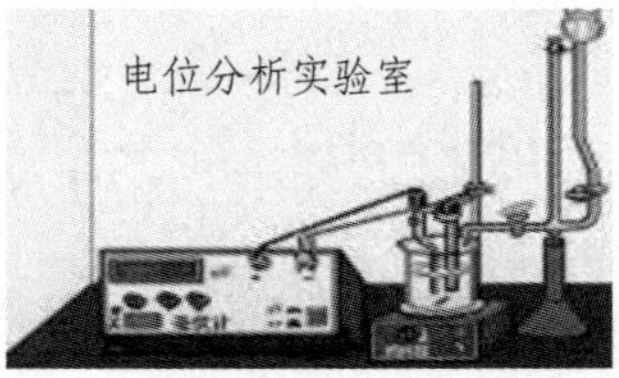

图 14-2　电位滴定法装置示意图

电位滴定法与指示剂滴定法相比具有下列特点：① 准确度高；② 可用于无优良指示剂的溶液、浑浊液、有色液的滴定。③可用于连续滴定、自动滴定、微量滴定、非水滴定；④ 可用于热力学常数的测定；⑤ 操作麻烦，数据处理费时。

三、电位分析的应用

1. 基本原理

两支电极与溶液组成电池：

$$\underbrace{\text{Ag, AgCl}|\text{HCl}|\text{玻璃膜}|\text{试}}_{\varphi_{\text{玻璃}}}\text{液溶}\underbrace{\text{液}||}_{\varphi_{\text{液接}}}\text{KCL}\underbrace{\text{(饱和)}|\text{Hg}_2\text{Cl}_2\text{(固), Hg}}_{\varphi_{\text{甘汞}}}$$

指示电极：pH 玻璃膜电极。

参比电极：饱和甘汞电极。

则电池电动势为：

$$
\begin{aligned}
E &= E_{\text{甘汞}} - E_{\text{玻璃}} + E_{\text{液接}} \\
&= E(\mathrm{Hg_2cl_2/Hg}) - (E(\mathrm{Ag/cl}) + E_{\text{模}}) + E_{\text{液接}} \\
&= E(\mathrm{Hg_2cl_2/Hg}) - E(\mathrm{Ag/cl}) - K - \frac{2.303RT}{F}\lg a_{\mathrm{H^+}} + E_{\mathrm{L}}
\end{aligned}
$$

简化为 $$E = K' + \frac{2.303RT}{F}\ \mathrm{pH}$$

$$25\ ^{\circ}\mathrm{C}\text{ 时：}\quad E = K' + 0.059\ \mathrm{pH} \qquad (14\text{-}1)$$

式中，常数 K' 包括外参比电极电位、内参比电极电位、不对称电位、液接电位。

由于不对称电位、液接电位无法测得，所以不能由上式通过测量 E 求出溶液 pH。通常采用比较法。

2. 溶液的 pH 测定方法

准备 pH 已知的标准缓冲溶液 $\mathrm{pH_s}$ 和 pH 待测的试液 $\mathrm{pH_x}$，分别测定各自的电动势为 E_s 和 E_x：

$$E_\mathrm{s} = K' + 0.059\ \mathrm{pH_s} \qquad (14\text{-}2)$$

$$E_\mathrm{x} = K' + 0.059\ \mathrm{pH_x} \qquad (14\text{-}3)$$

若测定条件完全一致，则 $K'_\mathrm{s} = K'_\mathrm{x}$。由式（14-2）和式（14-3）得

$$\mathrm{pH_x} = \mathrm{pH_s} + \frac{E_\mathrm{x} - E_\mathrm{s}}{2.303RT/F} \qquad (14\text{-}4)$$

使用时，尽量使温度保持恒定，并选用与待测溶液 pH 接近的标准缓冲溶液。

3. 酸碱滴定

以玻璃电极为指示电极，甘汞电极为参比电极：① 在醋酸介质中可用 $HClO_4$ 滴定吡啶；② 在乙醇介质中可用 HCl 溶液滴定三乙醇胺；③ 在异丙醇和乙二醇混合溶液中可用 HCl 溶液滴定苯胺和生物碱；④ 在二甲基甲酰胺介质中可滴定苯酚；⑤ 在丙酮介质中可滴定高氯酸、盐酸、水杨酸混合物。

4. 沉淀滴定

在沉淀滴定中的应用：① 以银电极为指示电极，双盐桥甘汞电极或甘汞电极为参比电极，$AgNO_3$ 为标准溶液，可滴定 Cl^-、Br^-、I^-、CNS^-、S^{2-}、CN^- 等；② 以铂电极为指示电极，甘汞电极为参比电极，$K_4[Fe(CN)]_6$ 为标准溶液可滴定 Pd^{2+}、Cd^{2+}、Zn^{2+}、Ba^{2+} 等。

5. 氧化还原滴定

以铂电极指示电极，甘汞电极为参比电极：① 以高锰酸钾为标准溶液，滴定 I^-、NO_3^-、Fe^{2+}、V^{4+}、Sn^{2+}、$C_2O_4^{2-}$；② 以 $K_4[Fe(CN)]_6$ 为标准溶液，滴定 Co^{2+}；③ 以 $K_2Cr_2O_7$ 为标准溶液，滴定 Fe^{2+}、Sn^{2+}、I^-、Sb^{3+} 等。

6. 配位滴定

在配位滴定中根据被滴定金属离子不同，可选择相应的金属离子选择电极或铂电极作指示电极，参比电极常采用饱和甘汞电极。在滴定中还应注意溶液 pH 值、温度和干扰离子等对实验结果的影响。

第三节 实验项目

实验一 用酸度计测定溶液的 pH

一、实验目的

（1）掌握酸度计测定溶液 pH 的原理和方法。
（2）熟悉直接电位法的有关计算。
（3）了解酸度计的使用。

pH 计使用说明

二、实验原理

采用直接电位法测定 pH 时，目前是以玻璃电极为指示电极（负极），饱和甘汞电极（SCE）为参比电极（正极），浸入溶液中构成原电池。

该电池在 25 °C 时的电动势按式 $E = K' + 0.059\ \text{pH}$（25 °C）计算，由该式可以看出，测得的电池电动势 E 与溶液的 pH 成线性关系，其斜率为 $\frac{2.303RT}{F}$。该值随温度的改变而变化，因此 pH 计上都设有温度调节钮来调整温度。在实际工作中，由于 K′ 值受不对称电位的影响，其值不易准确求得，故用酸度计测量 pH，往往采用两次测量法，即先用标准溶液来校正 pH 计（即“定位”）。待测液的 pH 由式 $\text{pH}_x = \text{pH}_s + \frac{E_x - E_s}{2.303RT/F}$ 计算。

三、仪器与试剂

仪器：pHS320 型酸度计、玻璃-饱和甘汞复合电极、烧杯 100 mL。

试剂：邻苯二甲酸氢钾标准缓冲液（pH = 4.00）、混合磷酸盐标准缓冲液（pH = 6.86）、5% 葡萄糖注射液。

四、实验内容

（1）按照所使用的酸度计说明书的操作方法进行安装和操作。

（2）实验测量（pH 计的使用说明）。

校准：用邻苯二甲酸氢钾缓冲溶液按 pH 计的使用方法定位，再测定混合磷酸盐 pH，观察与理论值的差值。

测定：用校正过的 pH 计测定注射用葡萄糖溶液，测定 3 次。

（3）测定完毕，洗净电极和烧杯，仪器还原，并关闭仪器电源。

（4）实验结果按表 14-1 进行记录。

表 14-1　5% 葡萄糖注射液 pH 测定实验报告

编号	1	2	3	平均值
pH				

五、注意事项

（1）玻璃电极下端的玻璃球很薄，切忌与硬物接触，一旦破裂，则电极完全失效。

（2）复合电极不用时，应将电极保护套套上，帽内应放少量补充液（饱和氯化钾），以保证球泡的湿润。电极应避免长期浸泡于蒸馏水中。

（3）校准仪器时应尽量选择与被测溶液 pH 接近的标准缓冲液，两种标准缓冲液 pH 相差不应该超过 3 个单位。

（4）校准仪器的标准缓冲溶液与被测溶液的温度相差不应该大于 1 °C。

（5）仪器使用后，电源开关应处于关闭状态，量程选择开关应在“0”。

（6）本仪器应置于干燥环境，并防止灰尘及腐蚀性气体侵入。

六、思考题

（1）引起 pH 测量不准确的因素有哪些？

（2）为什么校正酸度计要用与待测液 pH 相近的标准缓冲溶液？

实验二　磷酸的电位滴定

一、实验目的

（1）掌握电位滴定的方法及确定化学计量点的方法。

（2）熟悉电位滴定法测定弱酸的离解常数的过程。
（3）了解滴定终点的判定。

二、实验原理

1. 离解常数测定

磷酸在水溶液中会离解：

$$H_3PO_4 + H_2O \Longrightarrow H_3O^+ + H_2PO_4^-$$

$$H_3PO_4^- + H_2O \Longrightarrow H_3O^+ + HPO_4^{2-}$$

$$HPO_4^{2-} + H_2O \Longrightarrow H_3O^+ + PO_4^{3-}$$

当磷酸的第一个氢离子被滴定一半时，$c(H_2PO_4^-) = c(H_3PO_4)$, $c(H_3O^+)=K_1$,（$pH=pK_1$）。同理，当磷酸的第二个氢离子被滴定一半时，$c(HPO_4^{2-}) = c(H_2PO_4^-)$，$c(H_3O^+) = K_2$,（$pH=pK_2$）。

2. pH 的确定

实际测定 pH 时，pH 计需先用缓冲液校正。缓冲液的 pH 应与被测值相近。电极缓冲液校正检验时，pH 计读数与标准值相差应在±0.05 pH 之内。

3. 滴定终点的确定

通过以 pH 或电位为纵坐标，滴定剂体积为横坐标作图得到滴定曲线。采用二阶微商法确定滴定终点，由滴定终点通过滴定曲线确定 K_{a_1}和 K_{a_2} 。

三、仪器与试剂

仪器：pH 计、复合电极（含玻璃电极和银-氯化银电极）、电磁搅拌器、100 mL 烧杯、25 mL 碱式滴定管、15 mL 移液管。

试剂：标准氢氧化钠溶液（0.1 mol/L）、磷酸样品溶液（0.1 mol/L）、邻苯二甲酸氢钾标准缓冲溶液（pH = 4.00）。

四、实验内容

（1）用邻苯二甲酸氢钾标准缓冲溶液校正 pH 计。

（2）向烧杯中移取 10 mL 磷酸溶液，用 20 mL 蒸馏水稀释。将电极和搅拌子放入烧杯（注意不要让搅拌子碰到玻璃电极）。用标准氢氧化钠溶液滴定，每加入一定体积的氢氧化钠溶液读一次 pH。到终点附近每隔 0.1 mL 读一次数。重复滴定一次记录结果。

（3）对 NaOH 体积计算 $\Delta^2 pH/\Delta V^2$，根据两个终点体积以及磷酸浓度，以 $\Delta^2 pH/\Delta V^2$ 对 NaOH 体积作图，可从滴定曲线上得到 pK_1 和 pK_2。

五、注意事项

（1）每次加入氢氧化钠后，应在电位仪读数稳定后再记录。

（2）选择合适的搅拌速度，以防溶液溅出。

六、思考题

（1）在电位滴定中能否用电位代替 pH 来指示终点？

（2）磷酸的第三电离常数能否从滴定曲线上得到？

（3）磷酸的第一电离常数和第二电离常数哪个更准确？

第十五章　紫外可见分光光度法实验技术

第一节　概　述

光谱分析法是指在光的作用下，通过测量物质产生的发射光、吸收光或散射光的波长和强度来进行分析的方法。在光谱分析中，依据物质对光的选择性吸收而建立起来的分析方法称为吸光光度法，主要有以下几种：

1. 红外吸收光谱

属于分子振动光谱，吸收光波长范围为 2.5 ~ 1 000 μm，主要用于有机化合物结构鉴定。

2. 紫外吸收光谱

属于电子跃迁光谱，吸收光波长范围为 200 ~ 400 nm（近紫外区），可用于结构鉴定和定量分析。

3. 可见吸收光谱

电子跃迁光谱，吸收光波长范围为 400 ~ 750 nm，主要用于有色物质的定量分析。

本章将介绍紫外可见分光光度法实验技术。

第二节　紫外可见光谱法的基本原理

布格（Bouguer）和朗伯（Lambert）先后于 1729 年和 1760 年阐明了光的吸收程度和吸收层厚度的关系：

$$A \propto l \qquad (15\text{-}1)$$

1852 年比耳（Beer）又提出了光的吸收程度和吸收物浓度之间也具有类似的关系：

$$A \propto c \qquad (15\text{-}2)$$

二者的结合称为朗伯-比耳定律，其数学表达式为：

$$A = -\lg T = \varepsilon lc \tag{15-3}$$

式中，A 为吸光度，描述溶液对光的吸收程度；l 为液层厚度（光程长度），通常以 cm 为单位；c 为溶液的浓度，单位为 mol/L；ε为摩尔吸光系数，单位 L/（mol · cm）。

或

$$A = -\lg T = Ecl \tag{15-4}$$

式中，c 为溶液的质量浓度，单位 g/100 mL；E 为百分吸光系数（又称比吸光系数），单位 L/（g · cm）。

第三节 紫外-可见分光光度计

紫外-可见分光光度计是在紫外-可见光区可任意选择不同波长的光对吸光度进行测定的仪器，其基本结构由五个部分组成：光源、单色器、样品池、检测器和信号处理与显示器。如图 15-1 所示。

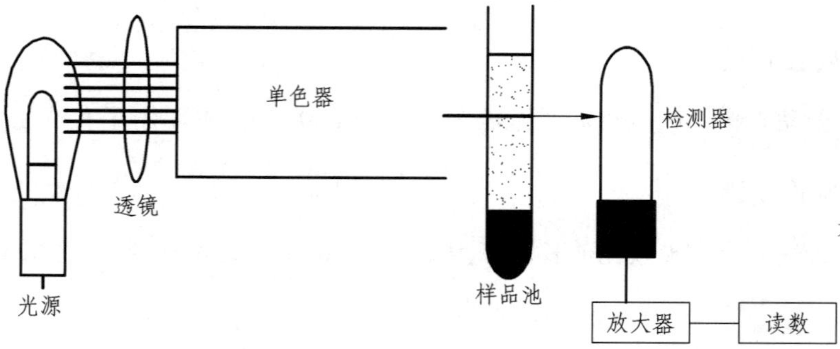

紫外-可见分光光度计结构介绍

图 15-1 紫外-可见分光光度计示意图

1. 光 源

分光光度计要求有能发射连续辐射，有足够的发射强度和良好的稳定性且发光面积小的光源。常用的光源有钨灯和氢灯两种。

钨灯光源是固体炽热发光的光源，发射光能的波长覆盖范围较宽，通常取其波长大于 350 nm 的光为光源。

氢灯或氘灯是一种气体放电发光的光源，可在 160 ~ 375 nm 范围内产生连续光源。

2. 单色器

紫外-可见分光光度计的单色器的作用是将来自光源的连续光谱按波长顺序色散，并从中分离出一定宽度的谱带。单色器一般由入射和出射狭缝、准直镜、色散元件和聚焦元件等组成，其核心部分是色散元件。

3. 吸收池

吸收池由光学玻璃或石英两种材料制成，用于装分析试样。光学玻璃材料吸收池只能用于可见光区，用石英材料制成的吸收池适用于紫外光区，也可用于可见光区。

4. 检测器

检测器是测量单色光透过试样后光强度变化的装置。常用的检测器有光电管、光电池、光电倍增管和光二极管阵列检测器等。

5. 信号处理与显示器

光电输出的电信号很弱，需经过放大后才能以某种方式将测量结果显示出来，信号处理过程也会包含一些数学运算。现代高级分光光度计配有电脑操作系统，对分光光度计进行操作控制的同时可进行数据处理。

第四节　实验项目

实验一　维生素 B_{12} 注射液的鉴别和含量测定

一、实验目的

（1）掌握紫外可见分光光度计的使用方法。
（2）熟悉维生素 B_{12} 注射液的鉴别和含量测定的原理和操作。
（3）了解制剂标示百分含量的计算。

二、实验原理

维生素 B_{12} 是含钴的有机药物，为深红色吸湿性结晶，制成注射液可用于治疗贫血等疾病。注射液的标示含量有每毫升含维生素 B_{12} 50 μg、100 μg 或 500 μg 等规格。

维生素 B_{12} 吸收光谱上有三个吸收峰：278 nm、361 nm 与 550 nm。其相应的吸收系数也已知，故可用它们的比值来进行鉴别，因维生素 B_{12} 在 361 nm 处的吸收峰干扰因素少，且吸收最强，《药典》规定以 361 nm 处的百分吸光系数值（207）为测定注射液实际含量的依据。

三、仪器与试剂

仪器：紫外可见分光光度计、比色皿、15 mL 移液管、100 mL 容量瓶。
试剂：维生素 B_{12} 注射液。

四、实验内容

1. 鉴　别

取维生素 B_{12} 注射液样品，按其标示含量，精密吸取一定量，用蒸馏水准确稀释，使稀释液每毫升含量约为 25 μg。置于石英池中，以蒸馏水为空白分别在 278 nm、361 nm 与 550 nm 波长处测定 A 值，由测出数值求出 278 nm、361 nm 与 550 nm 波长处的比吸光系数。进而与《药典》规定值比较（《药典》规定，在 361 nm 波长处的吸光度与在 278 nm 波长处的吸光度的比值应为 1.70 ~ 1.88；在 361 nm 波长处的吸光度与在 550 nm 波长处的吸光度的比值应为 3.15 ~ 3.45）。

2. 含量测定

供试品溶液在 361 nm 波长处分别测得吸光度为 A，计算出结果。

$$\text{百分含量\%} = \frac{A \times D \times V_0}{E_{1\,\text{cm}}^{1\%} \times 100 \times V \times \text{标示量}} \times 100\%$$

式中，A 为供试品 361 nm 波长处的吸光度；D 为供试品稀释倍数；V_0 为注射液标示体积；V 为取样体积；$E_{1\,\text{cm}}^{1\%} = 207$。

3. 实验结果与检验报告

实验结果与检验报告按表 15-1 进行记录。

表 15-1

检验项目标准规定	检验结果
【鉴别】	
【含量测定】	
	A_1=　　标 $_1$%=
	A_2=　　标 $_2$%=
	A_3=　　标 $_3$%=
	平均标示百分含量%=
结论：	

五、思考题

（1）公式 $A = \varepsilon cl$ 的使用条件有哪些？

（2）如何检验吸收池的配对性？

（3）比吸光系数与摩尔吸光系数的定义与作用有何区别？

第十六章　荧光分析实验技术

第一节　概　述

物质分子吸收光子能量而被激发，然后从激发态的最低能级回到基态时以光的形式释放能量，所发射的光称为荧光。荧光分析法是根据物质的荧光谱线位置及强度进行物质鉴定和测定含量的方法。其主要特点有：灵敏度高，选择性好，检测限可达 10^{-12} g/mL。如果待测物质是分子，则称为分子荧光；如果待测物质是原子，则称为原子荧光。

进入 20 世纪以来，荧光现象被广泛研究，在理论和实验技术上都取得了极大的进展。特别是近几十年来，在其他学科迅速发展的影响下，随着激光、计算机和电子学等一些新的科学及技术的引入，大大推动了荧光分析法在理论上及实验技术的发展，出现了许多新的理论和新的方法。

在我国，20 世纪 50 年代初期仅有极少数的分析工作者从事荧光分析方面的研究工作。到了 70 年代以后，已逐步形成一支这个研究领域中的工作队伍。目前，研究内容已从经典的荧光分析方法扩展到新近发展起来的一些方法。

第二节　荧光分析法

一、仪　器

荧光分析仪器与紫外-可见分光光度计的组成部件基本相同，即有光源、单色器、样品池、检测器和记录显示装置五个部分。荧光仪器的单色器有两个，分别用以选择激发波长和荧光发射波长。荧光分析仪器与紫外-可见分光光度计的最大不同是，荧光的测量通常在与激发光垂直的方向上进行，以消除透射光和散射光对荧光测量的影响。荧光光度计光路示意图如图 16-1 所示。

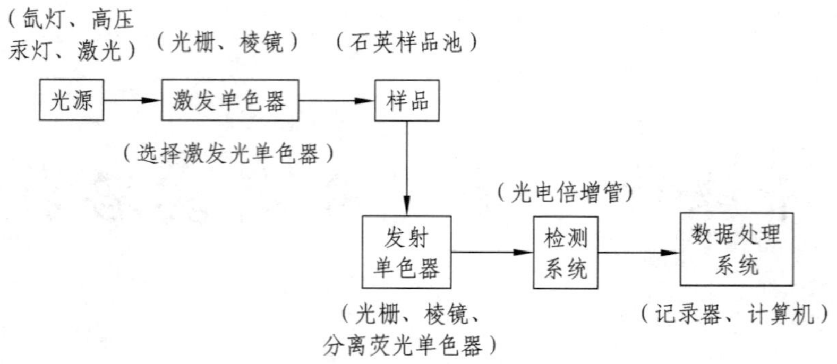

图 16-1　荧光光度计示意图

二、应　用

1. 定量依据

荧光强度 I_f 正比于吸收的光量 I_a 和荧光量子效率 φ:

$$I_f = \varphi I_a \tag{16-1}$$

由朗伯-比耳定律可得

$$I_a = I_0(1 - 10^{-\varepsilon lc})$$

$$I_f = \varphi I_0(1 - 10^{-\varepsilon lc}) = \varphi I_0(1 - e^{-2.3\varepsilon lc})$$

浓度很低时，将括号项可近似处理，即

$$I_f = 2.3\varphi I_0 \varepsilon lc = Kc \tag{16-2}$$

由式（16-2）可看出溶液的荧光强度与溶液的浓度成线性关系。

荧光分析法常用的定量方法有：校正曲线法、比例法和联立方程法。

2. 荧光分析法的特点

（1）灵敏度高：不同物质，检测下限为 0.1 ~ 0.001 μg/mL，比 UV-Vis 的灵敏度高得多（高 2 ~ 4 个数量级）。

（2）选择性好：可同时用激发光谱和荧光发射光谱定性。荧光是从入射光的直角方向检测，在黑背景下检测荧光的发射。

（3）结构信息量多：包括物质激发光谱、发射光谱、光强、荧光量子效率、荧光寿命等。

（4）应用不广泛：能发荧光的物质不具普遍性，增强荧光的方法有限，外界环境对荧光量子效率影响大，干扰测量的因素较多。

3. 用　途

在生物化学、食品化学、环境保护等方面，人们利用衍生化的方法转换无荧光的物质为有荧光的物质，扩大荧光分析的应用范围。

第三节　实验项目

实验一　分子荧光光度法测定奎宁的含量

一、实验目的

（1）掌握荧光分析法的基本原理。
（2）熟悉荧光光度计的定量分析方法。
（3）了解荧光光度计的结构及使用方法。

二、实验原理

当分子在紫外或可见光的照射下，吸收了辐射能后，形成激发态分子，分子外层的电子在 10^{-8} s 内返回基态。在返回基态的过程中，部分能量通过碰撞以热能形式释放，跃至第一激发态的最低振动能级，其余的能量以辐射形式释放出来。这种分子在光的照射下，分子外层电子从第一激发态的最低振动能级跃至基态时，发射出来的光称为分子荧光。它是由于光致发光而产生的，通常分子荧光具有比照射光更长的波长。分子荧光强度可用下式表示：

$$I_f = \varphi I_0 (1 - 10^{-\varepsilon lc}) = \varphi I_0 (1 - e^{-2.3\varepsilon lc})$$

当 I_0 一定时，$I_f = Kc$。

由此可见，在一定条件下，荧光强度与物质的浓度呈线性关系。由于荧光物质有猝灭效应，故此法仅适用于痕量物质分析。奎宁在稀酸溶液中为强荧光物质，它有两个激发波长 250 nm 和 350 nm，荧光发射波长为 450 nm。在低浓度时，荧光强度与荧光物质量浓度成正比，即

$$I_f = Kc$$

三、仪器和试剂

仪器：分子荧光光度计、1 000 mL 容量瓶、5 mL 容量瓶、10 mL 移液管、研钵、电子天平。

试剂：100.0 μg/mL 奎宁储备液（准确称取 100 mg 硫酸奎宁二水合物，加 50 mL 1 mol/L H_2SO_4 溶解，用去离子水定容至 1 000 mL）、10.0 μg/mL 奎宁标准溶液（将上述溶液稀释 10 倍即得）、0.05 mol/L H_2SO_4 溶液。

四、实验内容

1. 标准溶液的配制

取 6 只 5 mL 容量瓶，分别加入 10.0 μg/mL 奎宁标准溶液 0 mL、2.00 mL、4.00 mL、6.00 mL、8.00 mL、10.00 mL，用 0.05 mol/LH_2SO_4溶液稀释至刻度，摇匀。

2. 绘制激发光谱和荧光发射光谱

在 200 ~ 400 nm 范围扫描激发光谱；在 400 ~ 600 nm 范围扫描荧光发射光谱。

3. 绘制标准曲线

将激发波长固定在 350 nm（或 250 nm），荧光发射波长固定在 450 nm，测量系列标准溶液的荧光强度。

4. 未知试样的测定

取 4 ~ 5 片奎宁药片，在研钵中研细，准确称取约 0.1 g，用 0.05 mol/L H_2SO_4溶解，全部转移至 1 000 mL 容量瓶中，以 0.05 mol/L H_2SO_4稀释至刻度，摇匀。取溶液 5.00 mL 于 50 mL 容量瓶中，用 0.05 mol/L H_2SO_4溶液稀释至刻度，摇匀。在标准系列溶液同样条件下，测量试样溶液的荧光发射强度。

5. 计算试样的奎宁含量

绘制荧光强度 I_f对奎宁溶液浓度 c 的标准曲线，并由标准曲线求算未知试样的浓度，计算药片中的奎宁含量。

五、注意事项

奎宁溶液必须当天配制，避光保存。

六、思考题

（1）能用 0.05 mol/L 的 HCl 来代替 0.05 mol/L H_2SO_4稀释溶液吗？为什么？
（2）如何绘制激发光谱和荧光发射光谱？
（3）哪些因素可能会对奎宁荧光产生影响？

第十七章　红外光谱法分析实验技术

第一节　概　述

1800 年，英国物理学家赫谢尔（Herschel）用棱镜使太阳光色散，研究各部分光的热效应，发现在红色光的外侧具有最大的热效应，说明红色光的外侧还有辐射存在，当时把它称为“红外线”或“热线”。由于当时没有精密仪器可以检测，所以一直没能得到发展。这是红外光谱的萌芽阶段。

1892 年，朱利叶斯（Julius）用岩盐棱镜及测热辐射计（电阻温度计），测得了 20 几种有机化合物的红外光谱，这是一个具有开拓意义的研究工作，立即引起了人们的注意。1905 年，库柏伦茨（Coblentz）测得了 128 种有机和无机化合物的红外光谱，引起了光谱界的极大轰动。这是红外光谱开拓及发展的阶段。

到了 20 世纪 30 年代，光的二象性、量子力学及其他科学技术的发展，为红外光谱的理论及技术的发展提供了重要的基础。不少学者对大多数化合物的红外光谱进行理论上的研究、归纳和总结，用振动理论进行一系列键长、键力、能级的计算，使红外光谱理论日臻完善和成熟。尽管当时的检测手段还比较简单，仪器仅是单光束的，手动和非商化的，但红外光谱作为光谱学的一个重要分支已为光谱学家和物理、化学家所公认。这是红外光谱理论及实践逐步完善和成熟的阶段。

红外光谱用以研究分子振动时伴随有偶极矩变化的有机及无机化合物，所以对象极广，除了单原子分子及同核的双原子分子外，几乎所有的有机物都有红外吸收；不受样品的某些物理性质如相态（气、液、固相）、熔点、沸点及蒸气压的限制；红外光谱法不仅可以进行物质的结构分析，还可以作定量分析，并且可以通过红外光谱计算化合物的键力常数、键长、键角等物理常数。

红外光谱提供的信息量大且具有特征性，被誉为“分子指纹”，所以在结构分析上很有用，是结构分析的常用手段。红外光谱分析具有以下特点：

（1）样品用量少，可回收，属非破坏性分析，分析速度快。

（2）与其他近代结构分析仪器如质谱、核磁共振等比较，红外光谱仪构造较简单，配套性附属仪器少，价格也较低，更易普及。

（3）难以辨别振动时无偶极矩变化的物质、旋光异构体及长链正构烷烃等。复杂化合物的光谱极复杂，难以作出准确的结构判断，往往需与其他方法配合。

第二节　红外光谱仪

红外光谱仪示意图如图 17-1 所示。

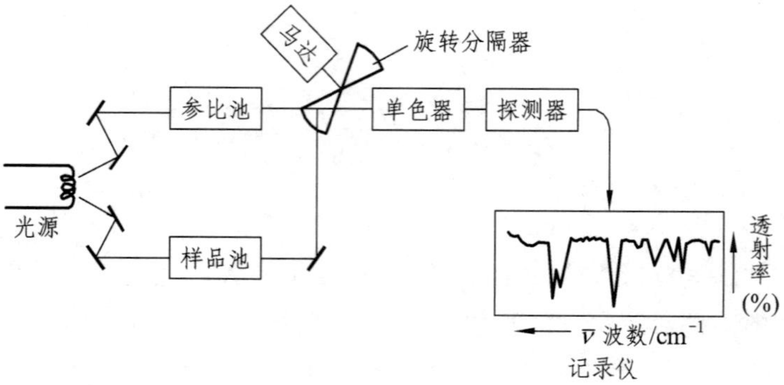

图 17-1　红外光谱仪示意图

一、色散型红外光谱仪

1. 光　源

红外光谱仪中所用的光源通常是一种惰性固体，用电加热使之发射高强度的红外辐射，常用的是硅碳棒和能斯特（nernst）灯。

（1）硅碳棒

硅碳棒是由碳化硅烧结而成的，两端粗（约 ϕ 7×27 mm），中间较细（约 ϕ 5×50 mm），在低电压大电流下工作（4 ~ 5 A）。耗电功率约 200 ~ 400 W，工作温度为 1 200 ~ 1 500 °C。其优点是：发光面积大，波长范围宽（可低至 200 cm^{-1}），坚固、耐用，使用方便及价格较低；缺点是：电极触头发热需水冷，工作时间长时电阻增大。

（2）能斯特灯

由稀土氧化物烧结而成的空心棒或实心棒，主要成分为 ZrO（75%）、Y_2O_3、ThO_2，参入少量 Na_2O、CaO 或 MgO。直径为 1 ~ 2 mm，长度为 25 ~ 30 mm，两端绕有 Pt 丝作为导线。功率为 50 ~ 200 W，工作温度为 1 300 ~ 1 700 °C。其优点是：发光强度大，稳定性好，寿命长，不需水冷；缺点是：机械性能较差，易脆，操作不方便，价格较贵。

2. 吸收池

红外吸收池要用对红外光透过性好的碱金属、碱土金属的卤化物（如 NaCl、KBr、CsBr、

CaF_2 等）或 KRS-5（TlI 58%，TlBr 42%）等材料做成窗片。窗片必须注意防湿及损伤。固体试样常与纯 KBr 混匀压片，然后直接测量。

3. 单色器

单色器由几个色散元件、入射和出射狭缝、聚焦和反射用的反射镜组成。

4. 检测器

（1）真空热电偶

真空热电偶是利用不同导体构成回路时的温差电现象，将温差转变为电热差。以一片涂黑的金箔作为红外辐射的接受面，在其一面上焊两种热电势差别大的不同金属、合金或半导体，作为热点偶的热接端，而在冷接端（通常为室温）连接金属导线。密封于高真空（约 7×10^{-7} Pa）腔体内。在腔体上对着涂黑金属接受面的方向上开一小窗，窗口放红外透光材料盐片。

（2）热释电检测器

把热释电材料做成表面垂直于极化方向的平行薄片，当红外辐射入射到薄片表面时，薄片因吸收辐射而发生温度变化，引起极化强度的变化。而中和电荷由于材料的电阻率高，跟不上这一变化，其结果是薄片的两表面之间出现瞬态电压。若有外电阻跨接在两表面之间，电荷就通过外电路释放出来。电流的大小除与热释电系数成正比外，还与薄片的温度变化率成正比，可用来测量入射辐射的强弱。

（3）碲镉汞检测器

碲镉汞检测器采用 Hg-Cd-Te 半导体材料薄膜，又称为光电导检测器。吸收辐射后非导电性的价电子跃迁至高能量的导电带，从而降低了半导体的电阻，产生信号。

5. 记录系统

红外光谱都由记录仪自动记录谱图。现代仪器都配有计算机，以控制仪器操作、优化谱图中的各种参数、进行谱图的检索等。

二、傅里叶变换红外光谱仪（FTIR）

傅里叶变换红外光谱仪没有色散元件，主要部件有光源（硅碳棒、高压汞灯等）、麦克尔逊（Mickelson）干涉仪、样品池、检测器（常用 TGS、MCT 检测器）、计算机及记录仪。

傅里叶变换红外光谱仪具有下列特点：

（1）扫描速度快，测量时间短，比色散型仪器快数百倍。因此适于对快速反应的跟踪，也便于与色谱法的联用。

（2）灵敏度高，检测限低，可达 $10^{-9}\sim10^{-12}$ g，因为可以进行多次扫描（n 次），进行信号的叠加，提高了信噪比 $\sqrt{n}$ 倍。

（3）分辨率高，波数精度一般可达 0.5 cm^{-1}，性能好的仪器可达 0.01 cm^{-1}。

（4）测量光谱范围宽，波数范围可达 $10\sim10^4$ cm^{-1}，涵盖了整个红外光区。

（5）测量的精密度、重现性好，可达 0.1%，而杂散光小于 0.01%。

第三节　红外光谱分析

一、试样的制备

红外光谱法的试样可以是气体、液体（包括溶液）或固体，一般应符合下面 3 项要求：

（1）试样中被测组分的浓度和测量厚度要合适，使吸收强度适中，一般要求使谱图中大多数吸收峰的透射比处于 15% ~ 75%。太稀或太薄时，一些弱峰可能不出现；太浓或太厚时，可能使一些强峰的记录超出，无法确定峰位置。

（2）试样不能含有游离水。水本身在红外光区有吸收，严重干扰试样的红外光谱，而且水会腐蚀红外吸收池的盐窗。

（3）对于定性、结构分析，试样应是单一组分的纯物质，一般要求纯度大 98%，否则会发生各组分光谱的重叠和混合，无法进行谱图解释。因此，对于多组分的试样，应先经过分离纯化（称为样品的精制）或采用 GC-FTIR 方法。

二、红外光谱解析方法

红外光谱的解析一般遵循的原则是：

（1）解析红外光谱的三要素是峰位、峰强和峰形状，首先要识别峰位，其次是看峰强，然后再分析峰形，三者缺一不可。

（2）用一组相关峰确认一个官能团。

（3）解析顺序是先特征区后指纹区。

第四节　实验项目

实验一　红外分光光度法测定药物的化学结构

一、实验目的

（1）掌握红外光谱的测绘方法及红外光谱仪的使用方法。

（2）熟悉红外光谱谱图解析。

（3）了解固体样品的制备方法。

二、实验原理

红外吸收光谱是由分子的振动能级和转动能级的跃迁引起的。化合物中每个官能团都有几种振动形式，在中红外区相应产生几个吸收峰，因而特征性强。除了极个别化合物外，每个化合物都有其特征红外光谱，所以，红外光谱是定性鉴别的有力手段。本实验以乙酰水杨酸为例，学习固体样品的制备及红外光谱的测绘方法。

三、仪器与试剂

仪器：红外光谱仪、红外灯、压片模具、玛瑙研钵、电子天平。

试剂：乙酰水杨酸（药用）、溴化钾（光谱纯）、95% 乙醇（分析纯）。

四、实验内容

红外光谱仪的操作

1. 样品红外光谱的测绘

称取干燥样品 1 ~ 2 mg 和光谱纯 KBr 粉末 200 mg，置于玛瑙研钵中，在红外灯照射下，研磨均匀。倒入压片模具中，铺匀，装好模具，连接真空系统，置于油压机上，先抽气 5 min 以除去混在粉末中的湿气和空气，再边抽气边加压并维持一段时间。除去真空，取下模具，冲出 KBr 样片，即得一均匀透明的薄片，置于样品框上，测绘光谱图。

2. 数据处理

（1）根据红外光谱图，找出特征吸收峰的振动形式，并由相关吸收峰推测该化合物含有什么基团。

（2）从红外图谱上找出样品分子中主要基团的吸收峰。

五、注意事项

（1）样品研磨应在红外灯下进行，以防样品吸水。

（2）溴化钾压片法制片要均匀，否则制得的样片会有麻点，会使透光率降低。

（3）制样过程中加压时间不宜过长，除真空要慢慢除去，以免样片破裂。

六、思考题

（1）红外分光光度计与紫外分光光度计部件上有何差别？

（2）测定红外光谱时对样品有什么要求？

第十八章 原子吸收光谱法实验技术

第一节 概 述

原子吸收光谱法是 20 世纪 50 年代中期出现并在以后逐渐发展起来的一种仪器分析方法。它是基于被测元素的基态原子在蒸气状态下对其原子共振线的吸收来进行元素定量分析的方法。

原子吸收光谱法作为一种实用的分析方法开始于 1955 年。澳大利亚的瓦尔西（A.Walsh）发表了他的著名论文"原子吸收光谱在化学分析中的应用"，奠定了原子吸收光谱法的理论基础。随着原子吸收光谱商品化仪器的出现，到了 20 世纪 60 年代中期，原子吸收光谱法进入迅速发展阶段，尤其是非火焰原子化器的发明和使用，使方法的灵敏度有了较大的提高，应用更为广泛。科学技术的不断进步，为原子吸收技术的发展、仪器的改进和更新提供了日益坚实的理论及物质基础。近十几年来，使用连续光源和中阶梯光谱，结合用光导摄像管、二极管阵列等多元素分析检测器，设计出微机控制原子吸收分光光度计，为解决多元素的同时测定开辟了新的前景。计算机技术与现代分离技术的结合也为原子吸收光谱法拓展了更为广阔的应用空间。

第二节 基本原理

首先把分析试样经适当的化学处理后变为试液，然后把试液引入原子化器中。对于火焰原子化器，需先经雾化器把试液雾化变成细雾，再与燃气混合，由助燃器载入燃烧器进行蒸发离解及原子化，使被测组分变成气态基态原子。原子基态与第一激发态之间跃迁产生的谱线称为共振线，通常它是最强的谱线。由于各种元素的原子结构不同，不同元素的原子从基态激发到第一激发态时所吸收的能量也就不同。利用共振吸收线可对元素进行定量分析。

一、原子吸收光谱法的特点

原子吸收光谱法具有以下优点：

（1）检出限低。火焰原子化法的检出限可达 ng/mL 级，石墨炉原子化法更低，可达 10^{-10} ~ 10^{-14} g；准确度也比较高，火焰原子化法的相对误差通常在 1% 以内，石墨炉原子化法的相对误差在 3% ~ 5%。

（2）选择性比较好。谱线较简单，其数目比原子发射光谱法少得多，谱线干扰也相对较少，大多数情况下共存元素对被测定元素不产生干扰，有的干扰可以通过加入掩蔽剂或改变原子化条件加以消除。

（3）火焰原子化法的精密度、重现性也比较好。由于温度较低，绝大多数原子处于基态，温度变化时，基态原子数目的变化相对少，而激发态变化大，所以吸收强度受原子化器温度变化的影响较小。

（4）分析速度快，仪器比较简单，操作方便，应用广泛。一般实验室均可配备原子吸收光谱仪器，能够测定的元素多达 70 余种，不仅可以测定金属元素，也可以用间接法测定某些非金属元素和有机化合物，如图 18-1 所示。

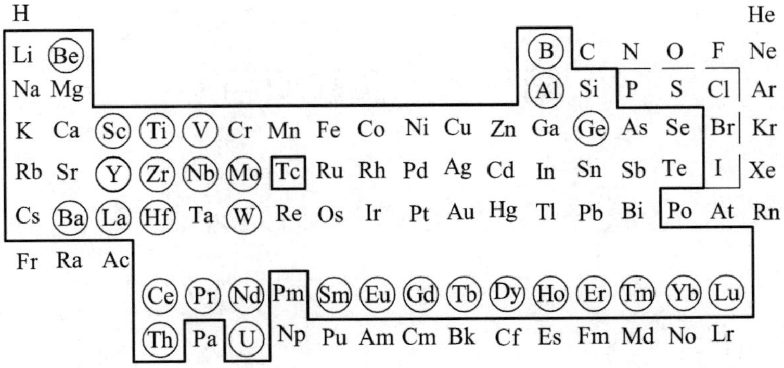

图 18-1　原子吸收光谱分析元素表

① 实线框表示可直接测定的元素；

② 圆圈内的元素需要高温火焰原子化；

③ 虚线内为间接测定的元素。

原子吸收光谱法具有以下局限：

（1）除了一些现代的、先进的仪器可以进行多元素的测定外，目前大多数仪器都不能进行多元素的同时测定。因为每测定一个元素都需要与之对应的一个空心阴极灯（也称元素灯），一次只能测定一个元素。

（2）由于原子化温度比较低，对于一些易形成稳定化合物的元素，如 W、Nb、Ta、Zr、Hf、稀土以及非金属元素等，原子化效率低，检出能力差，受化学干扰较严重，所以结果不尽如人意。

（3）非火焰的石墨炉原子化器虽然原子化效率高，检测限低，但是重现性和准确性较差。

二、原子吸收分光光度计的基本组件及类型

原子吸收分光光度仪由光源、原子化器、单色器、检测器和放大器、读出装置五大基本部件组成，如图 18-2 所示。

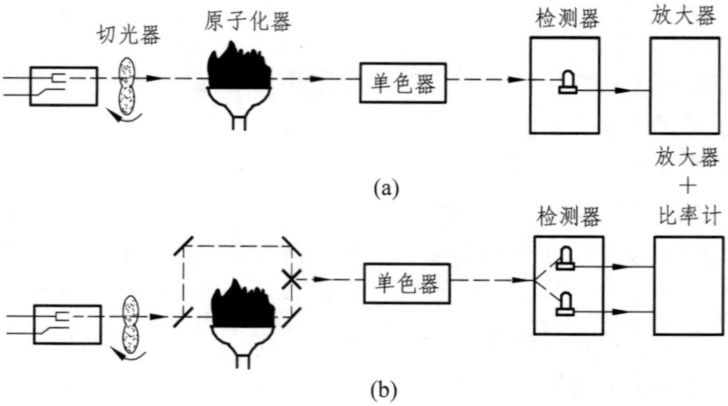

图 18-2　原子吸收光谱仪示意图

第三节　实验项目

实验一　火焰原子吸收光谱法测定水中钙、镁的含量

一、实验目的

（1）掌握火焰原子吸收光谱仪的操作技术。
（2）熟悉原子吸收光谱法的应用。
（3）了解火焰原子吸收光谱法的原理。

二、实验原理

在使用锐线光源条件下，基态原子蒸汽对共振线的吸收符合朗伯-比尔定律，即

$$A = -\lg(I_0/I) = KLN_0$$

式中，A 为吸光度；I_0 为入射光的强度；I 为透过光的强度；L 为原子蒸气的厚度；N_0 为单位体积内基态原子数。

在试样原子化时，火焰温度低于 3 000 K 的条件下，对大多数元素来讲，原子蒸气中基

态原子的数目实际上十分接近原子总数。在一定实验条件下，待测元素的原子总数目与该元素在试样中的浓度呈正比，即

$$A = Kc$$

式中，K 是与实验条件有关的常数。用 A-c 标准曲线法或标准加入法，可以求算出元素的含量。

二、仪器与试剂

仪器：原子吸收分光光度计、钙空心阴极灯、镁空心阴极灯、2 mL 移液管、25 mL 移液管、洗耳球。

试剂：1.0 g/L 镁标准储备液、1.0 g/L 钙标准储备液、50 mg/L 镁标准使用液、100 mg/L 钙标准使用液、MgO、无水 $CaCO_3$、HCl。

三、实验内容

1. 钙、镁系列标准溶液

（1）配制钙系列标准溶液：2.0 mg/L、4.0 mg/L、6.0mg/L、8.0mg/L、10.0 mg/L。

（2）配制镁系列标准溶液：0.1 mg/L、0.2mg/L、0.3 mg/L、0.4 mg/L、0.5 mg/L。

2. 工作条件的设置

（1）吸收线波长：Ca 422.7 nm，Mg 285.2 nm。

（2）狭缝宽度为 0.1 mm。

（3）原子化器高度为 6 mm。

（4）空气流量为 4 L/min，乙炔气流量为 1.2 L/min。

3. 镁的测定

（1）用 10 mL 的移液管吸取自来水样于 100 mL 容量瓶中，用蒸馏水稀释至刻度，摇匀。

（2）在最佳工作条件下，以蒸馏水为空白，测定镁系列标准溶液和自来水样的吸光度 A。

4. 钙的测定

（1）用 2 mL 的移液管吸取自来水样于 100 mL 容量瓶中，用蒸馏水稀释至刻度，摇匀。

（2）在最佳工作条件下，以蒸馏水为空白，测定钙系列标准溶液和自来水样的吸光度 A。

5. 实验结束

实验结束后，用蒸馏水喷洗原子化系统 2 min，按关机程序关机。最后关闭乙炔钢瓶阀门，旋松乙炔稳压阀，关闭空压机和通风机电源。

6. 数据处理

绘制钙、镁的 *A-c* 标准曲线，由未知样的吸光度 *Ax*，求算出自来水中钙、镁含量（mg/L）。或将数据输入计算机，按一元线性回归计算程序计算钙、镁的含量。

四、注意事项

（1）乙炔为易燃易爆气体，必须严格按照操作步骤工作。在点燃乙炔火焰之前，应先开空气，后开乙炔；结束或暂停实验时，应先关乙炔，后关空气。乙炔钢瓶的工作压力一定要控制在所规定范围内，不得超压工作。必须牢记，保障安全。

（2）实验结束后，检查仪器是否正常，关闭是否正确。

五、思考题

（1）为什么空气、乙炔流量会影响吸光度的大小？

（2）为什么要配制钙、镁标准溶液？所配制的钙、镁系列标准溶液可以放置到第二天再继续使用吗？

第十九章 色谱分析法实验技术

第一节 概 述

最早创立色谱法的是俄国植物学家 Tswett。他在研究植物叶子的色素成分时，将植物叶子的萃取物倒入填有碳酸钙的直立玻璃管内，然后加入石油醚使其自由流下，结果色素中各组分互相分离，形成各种不同颜色的谱带。Tswett 把这种色带称为“色谱”(Chromatography)，把玻璃管叫作“色谱柱”，碳酸钙叫作“固定相”，纯净的石油醚叫作“流动相”。

在 Tswett 提出色谱概念后的 20 多年里没有人关注这一伟大的发明。直到 1931 年，德国的 Kuhn 和 Lederer 才重复了 Tswett 的某些实验，用氧化铝和碳酸钙分离了α-、β-和 γ-胡萝卜素，此后分离了 60 多种这类色素。Martin 和 Synge 在 1940 年提出液液分配色谱法（Liquid-Liquid Partition Chromatography），即固定相是吸附在硅胶上的水，流动相是某种有机溶剂。1941 年 Martin 和 Syngee 提出用气体代替液体作流动相的可能性，11 年之后 James 和 Martin 发表了从理论到实践比较完整的气液色谱方法（Gas-Liquid Chromatography），因而获得了 1952 年的诺贝尔化学奖。在此基础上，Golay 于 1957 年开创了开管柱气相色谱法（Open-Tubular Column Chromatography），习惯上称为毛细管柱气相色谱法（Capillary Column Chromatography）。1956 年，Van Deemter 等在前人研究的基础上发展了描述色谱过程的速率理论。1965 年，Giddings 总结和扩展了前人的色谱理论，为色谱的发展奠定了理论基础，同时，早在 1944 年 Consden 等就发展了纸色谱。1949 年，Macllean 等在氧化铝中加入淀粉黏合剂制作薄层板，使薄层色谱法（TLC）得以实际应用，而在 1956 年，Stahl 开发出薄层色谱板涂布器之后，才使 TLC 得到广泛的应用。20 世纪 60 年代末，人们把高压泵和化学键合固定相用于液相色谱，出现了高效液相色谱（HPLC）。20 世纪 80 年代初，毛细管超临界流体色谱（SFC）得到发展，但在 20 世纪 90 年代后未得到较广泛的应用，而在 20 世纪 80 年代初由 Jorgenson 等集前人经验而发展起来的毛细管电泳（CE），在 20 世纪 90 年代得到广泛的发展和应用，同时，集 HPLC 和 CZE 优点的毛细管电色谱在 20 世纪 90 年代后期受到重视。21 世纪以来，色谱科学在生命科学等前沿科学领域发挥了不可代替的重要作用。

色谱分析法的特点是：

（1）具有高超的分离能力。各种分析对象又大都是混合物，为了分析鉴定其物质组成和含量高低，必须进行分离，所以色谱法成为许多分析方法的先决条件和必需的步骤。

（2）分离效率高，例如毛细管气相色谱柱（0.1 ~ 0.25 μm i.d.）30 ~ 50 m 的理论塔板数可以到 7 万 ~ 12 万。而毛细管电泳柱一般都有几十万理论塔板数的柱效，至于凝胶毛细管电泳柱则可达上千万理论塔板数的柱效。

（3）应用范围广。它几乎可用于所有化合物的分离和测定，无论是有机物、无机物、低分子或高分子化合物，甚至有生物活性的生物大分子也可以进行分离和测定。

（4）分析速度快。一般在几分钟到几十分钟就可以完成一次复杂样品的分离和分析。近来的小内径（0.1 mm i. d.）、薄液膜（0.2 μm）、短毛细管柱（1 ~ 10 m）比原来的方法提高 5 ~ 10 倍分析速度。

（5）样品用量少。用极少的样品就可以完成一次分离和测定。

（6）灵敏度高。例如，*GC* 可以分析几纳克的样品。

（7）分离和测定一次完成。可以和多种波谱分析仪器联用。易于自动化，可在工业流程中使用。

色谱法的分类如图 19-1 所示。

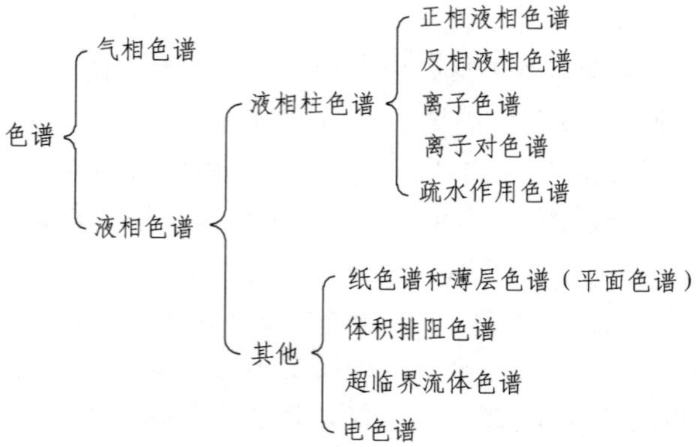

图 19-1　色谱法的分类

第二节　色谱分析基本原理

色谱法又称层析法。根据其分离原理，可分为吸附色谱、分配色谱、离子交换色谱与排阻色谱等方法。吸附色谱是利用吸附剂对被分离物质的吸附能力不同，用溶剂或气体洗脱，以使组分分离。常用的吸附剂有氧化铝、硅胶、聚酰胺等有吸附活性的物质。分配色谱是利用溶液中被分离物质在两相中分配系数不同，使组分分离。其中，一相键合在固体载体上，称为固定相；另一相为液体或气体，称为流动相。常用的载体有硅胶、硅藻土、硅镁型吸附剂与纤维素粉等。离子交换色谱是利用被分离物质在离子交换树脂上的离子交换势不同而使组分分离。常用的有不同强度的阳、阴离子交换树脂，流动相一般为水或含有有机溶剂的缓冲液。排阻色谱又称为凝胶色谱或凝胶渗透色谱，是利用被分离物质分子量大小的不同和在填料上渗透程度的不同，使组分分离。常用的填料有分子筛、葡聚糖凝胶、微孔聚合物、微孔硅胶或玻璃珠等，可根据载体和试样的性质，选用水或有机溶剂为流动相。色谱法的分离方法有柱色谱法（气相色谱法、高效液相色谱）和平面色谱法（纸色谱法、薄层色谱）。色谱所用溶剂应与试样不起化学反应，并应用纯度较高的溶剂。分离后各成分的检出应采用各单体中规定的方法。用柱色谱、纸色谱或薄层色谱分离有色物质时，可根据其色带进行区分，对有些无色物质，可在 245 ~ 365 nm 的紫外灯下检视。纸色谱或薄层色谱也可喷显色剂使之显色。薄层色谱还可用加有荧光物质的薄层硅胶采用荧光熄灭法检视。用纸色谱进行定量测定时，可将色谱斑点部分剪下或挖取，用溶剂溶出该成分，再用分光光度法或比色法测定，也可用色谱扫描仪直接在纸或薄层板上测出。经典柱色谱、气相色谱和高效液相色谱可用接于色谱柱出口处的各种检测器检测。柱色谱还可分部收集流出液后用适宜方法测定。

第三节　色谱定量分析方法

一、归一化法

当试样中所有组分全部出峰，组分数与色谱峰数相符时，可以采用归一化法。计算式如下：

$$c_i = \frac{m_i}{m_1 + m_2 + \cdots + m_n} \times 100\% = \frac{f_i \times A_i}{\sum_{i=1}^{n} f_i \times A_i} \times 100\% \qquad (19\text{-}1)$$

式中，c_i 为待测组分的浓度；f_i 为相对校正因子；A 为峰面积。

归一化法具有简便、准确、进样量的准确性和操作条件的变动对测定结果影响不大的特点，但仅适用于试样中所有组分全出峰且组分数与色谱峰数相符的情况。

二、外标法

外标法包括标准曲线法和外标一点法。其中，标准曲线法较为常用，即配置一系列不同浓度的标准溶液，在相同进样量下分别测定峰面积，以浓度对峰面积作图，由待测组分的峰面积在标准曲线上查出对应的浓度。

外标法具有不使用校正因子，准确性较高，操作条件变化对结果准确性影响较大，对进样量的准确性控制要求较高和适用于大批量试样的快速分析的特点。

三、内标法

内标法是选择一种合适的物质（内标物），将其加入到试样中，通过比较待测组分与加入组分两者的峰面积进行定量的方法。

1. 对内标物的要求

（1）试样中不含该物质。

（2）与被测组分性质接近。

（3）不与试样发生化学反应。

（4）出峰位置与被测组分出峰接近。

2. 计　算

内标法计算公式如下：

$$\frac{m_i}{m_s}=\frac{f_i A_i}{f_s A_s} \tag{19-2}$$

3. 特　点

（1）内标法的准确性较高，操作条件和进样量的稍许变动对定量结果的影响不大。

（2）每个试样的分析都要进行两次测量，不适合大批量试样的快速分析。

（3）若将内标法中的试样取样量和内标物加入量固定，则

$$c_i=\frac{A_i}{A_s}\times 常数 \tag{19-3}$$

可绘制标准曲线，采用内标标准曲线法。

第四节　薄层色谱实验技术

一、基本原理

薄层色谱是将吸附剂涂布在玻璃板上，形成薄薄的平面涂层。干燥后在涂层的一端点样，竖直放入一个盛有少量展开剂的有盖容器中。展开剂接触到吸附剂涂层，借毛细作用向上移动。经过在吸附剂和展开剂之间的多次吸附-溶解作用，将混合物中各组分分离成独立的样点，实现混合物的分离，用比移值（R_f）表述。比移值（R_f）是在一定条件下，溶质移动距离与流动相移动距离之比，即

$$R_f = l_i/l_o \tag{19-4}$$

式中，l_i 为原点至斑点中心的距离；l_o 为原点至溶剂前沿的距离。在相同条件下测得的比移值可以与化合物的薄层色谱特征值进行比较对照。

除了固定相的形状和展开剂的移动方向不同以外，薄层色谱和柱色谱在分离原理上基本相同。由于薄层色谱操作简单，试样和展开剂用量少，展开速度快，所以经常被用于探索柱色谱分离条件和监测柱色谱过程。

二、薄层色谱条件

1. 固定相选择

一般用于薄层色谱时，要求吸附剂的粒度较柱色谱更小。商品吸附剂区分为色谱级（用于柱色谱）和薄层色谱级（用于薄层色谱）。

2. 展开剂选择

薄层色谱展开剂的选择和柱色谱一样，主要根据样品中各组分的极性、溶剂对于样品中各组分溶解度等因素来考虑。展开剂的极性越大，对化合物的洗脱力也越大。选择展开剂时，除多参照溶剂极性来选择外，更多地采用试验的方法，在一块薄层板上进行试验：

（1）若所选展开剂使混合物中所有的组分点都移动到了溶剂前沿，则此溶剂的极性过强。

（2）若所选展开剂几乎不能使混合物中的组分点移动，留在了原点上，则此溶剂的极性过弱。

当一种溶剂不能很好地展开各组分时，常选择用混合溶剂作为展开剂。先用一种极性较小的溶剂为基础溶剂展开混合物，若展开不好，则用极性较大的溶剂与前一溶剂混合，调整极性，再次试验，直到选出合适的展开剂组合。合适的混合展开剂常需多次试验才能确定。

3. 显　色

分离的化合物若有颜色，就很容易识别出来各个样点；但多数情况下化合物没有颜色，要识别样点，就必须使样点显色。常用的显色方法有碘蒸气显色和紫外照射显色。

（1）碘蒸气显色。将展开的薄层板挥发干展开剂后，放在盛有碘晶体的封闭容器中，升华产生的碘蒸气能与有机物分子形成有色的缔合物，完成显色。

（2）紫外照射显色。用掺有荧光剂的固定相材料（如硅胶 F、氧化铝 F 等）制板，展开后再用紫外线照射展开的干燥薄层板，板上的有机物会吸收紫外线而呈现出相应的色点。

（3）对于特殊有机物，使用专用的显色剂显色。此时常用盛有显色剂溶液的喷雾器喷板显色。

三、薄层色谱操作

1. 制　板

选择合适的玻璃板，依次用水和乙醇洗净，晾干。取适量薄层色谱用的硅胶，加适量蒸馏水调成糊。调制时慢慢搅拌，勿产生气泡。将糊倒在玻璃板上，摇动摊平，晾干。使用前放入烘箱内，在 105 ~ 115 °C 左右烘干 40 ~ 50 min，置于干燥器中冷却至室温备用。聚酰胺铺制的薄层板则需保存于一定湿度的环境中。

2. 点　样

将试样用最少量展开剂溶解，用毛细管蘸取试样溶液，在薄层板上点样。在样点上轻轻画出一条平行于玻璃板底边的细线。薄层色谱板载样量有限，勿使点样量过多。

3. 展　开

吹干样点，竖直放入盛有展开剂的有盖层析缸中。展开剂要接触到吸附剂下沿，但切勿接触到样点。盖上盖子，展开。待展开剂上行到一定高度（由试验确定适当的展开高度）时，取出薄层板，再画出展开剂的前沿线。

4. 显　色

展开剂挥干后，选择合适的显色方法显色。

5. 计算比移值 R_f

量出展开剂和各组分的移动距离，计算各组分的相比移值 R_f。

四、薄层色谱应用

（1）定性分析。通过比较同一色谱条件下样品与对照品的比移值，初步判断二者是否为同一化合物。

（2）可用于确定混合物中含有的组分数。

（3）可用于为柱色谱选择合适的展开剂，监视柱色谱分离状况和效果。

第五节　气相色谱仪的主要部件

一、气相色谱仪流程示意图（见图 19-2）

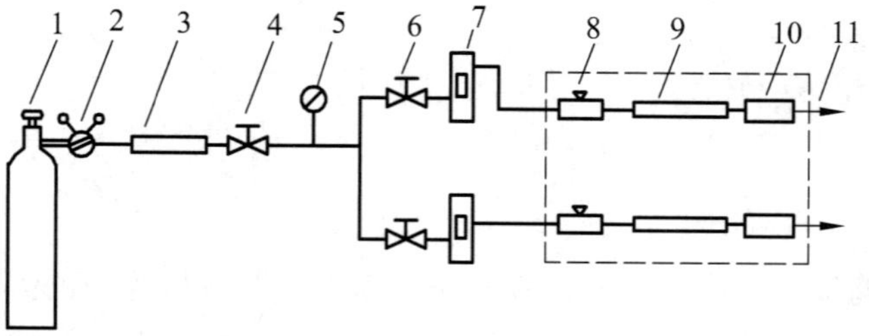

图 19-2　双气路填充气相色谱示意图

1—高压气瓶（载气）；2—减压阀（氢气表或氧气表）；3—净化器；4—稳压阀；5—压力表；6—针阀或稳流阀；7—转子流速计；8—汽化室；9—色谱柱；10—检测器；11—恒温箱

二、气路系统部件

气相色谱仪的流动相多用高压气瓶做气源，经减压阀把气瓶中 15 MPa 左右的压力减低到 0.2 ~ 0.5 MPa，通过净化器［一般为（20 ~ 25）cm×4 cm i.d. 的金属管或塑料管，内装 5 A 分子筛，除去载气中的水分和杂质］到稳压阀，保持气流压力稳定。采用程序升温时，还要有稳流阀，以便在柱温升降时可保持气流稳定。压力表或流量计可指示载气的流量或流速。汽化室是为液体或固体样品进行汽化的装置。毛细管气相色谱仪与填充柱气相色谱仪的不同之处是进样系统复杂，如在汽化室中装分流/不分流系统，使用冷柱头进样系统。另外在毛细管色谱柱末端进入检测器时还要增加一个补充气的管线以保证检测器正常工作。

三、电路系统部件

气相色谱仪电路部件通常有电源部件、温控部件和微电流放大器等部件。电源部件对仪器的检测系统、控制系统和数据处理系统各部件提供稳定的直流电压，同时也对仪器的各种检测器提供一些特殊的稳定电压或电流，以便获得稳定的电压、磁场或电流。温控部件、程序升温部件是对气相色谱仪的柱箱、检测器室和汽化室或辅助加热区进行控制，它们将色谱仪中的汽化室、柱箱及检测器室或辅助加热区的温度控制在一定的范围。程序升温操作在气相色谱中经常使用。微电流放大器把检测器的信号放大，以便推动记录仪或数据处理系统工作。

四、检测器

研究过的气相色谱检测器有二三十种，在商品仪器上常用的气相色谱检测器有热导检测器（TCD）（基于各种物质有不同的导热系数而设计的检测器）、氢火焰离子化检测器（FID）（气相色谱中最常用的一种检测器，它的敏感度高，线性范围宽，应用范围宽，适合于毛细管气相色谱使用）、电子俘获检测器（ECD）（一种用镍或氚做放射源的离子化检测器，它是气相色谱检测器中灵敏度最高的一种选择性检测器，在气相色谱仪中应用范围仅次于 TCD 和 FID，占第三位）、火焰光度检测器（FPD）（基于样品在富氢火焰中燃烧，使含硫、磷化合物经燃烧后又被氢还原而得到特征光谱的检测器）、热离子检测器（TID）（又称为氮磷检测器（NPD），它是在 FID 的喷嘴和收集极之间放置一个含有硅酸钾的玻璃珠，适于测定氮、磷化合物的选择性的检测器）、光离子化检测器（PID）（利用紫外光能激发解离电位较低（<10.2 eV）的化合物，使之分离而产生信号的检测器）。

五、数据处理系统

记录仪和色谱处理系统是记录色谱保留值和峰高或峰面积的设备，记录仪就是常用的自动平衡电子电位差计，它可以把从检测器来的电压信号记录成为电压随时间变化的曲线，即色谱图。数据处理系统或色谱工作站是一种专用于色谱分析的计算机系统。计算积分器则是现今使用更为普遍的色谱数据处理装置，这种装置一般包括微处理器、前置放大器、自动量程切换电路、电压-频率转换器、采样控制电路、计数器及寄存器、打印机、键盘和状态指示器等。

第六节　高效液相色谱仪的主要部件

一、高效液相色谱仪流程图（见图 19-3）

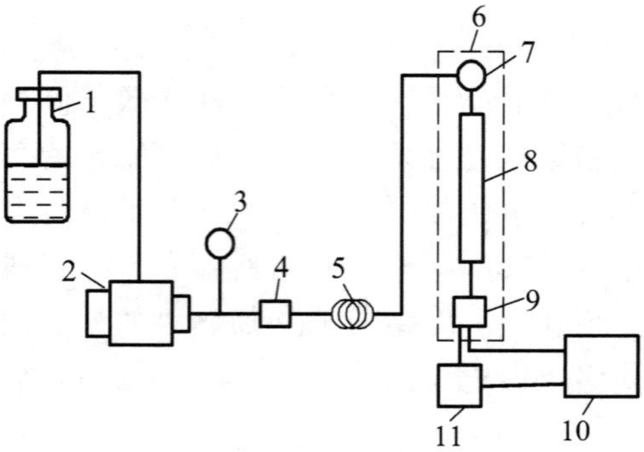

图 19-3　高效液相色谱仪流程图

1—流动相储罐；2—泵；3—压力表；4—过滤器；5—脉冲阻尼；6—恒温箱；
7—进样器；8—色谱柱；9—检测器；10—记录仪；11—数据处理器

二、流动相储罐

分析用高效液相色谱仪的流动相储罐，在连接到泵入口处的管线上时要加一个过滤器（如 2 μm 的过滤芯），以防止溶剂中的固体颗粒进入泵内。

三、泵

由于现代高效液相色谱柱都使用小颗粒的填料（7 μm、5 μm、3 μm 等），有很大的阻力，因此需要高压泵。现代液相色谱对泵的要求如下：

（1）泵的结构材料要能抗化学腐蚀；

（2）输出压力要能达到 40 ~ 50 MPa；

（3）无脉冲或加一个脉冲抑制器；

（4）流量可变，流量稳定，重现性大大优于 1%；
（5）为了可以快速更换溶剂，泵腔的体积要小。

四、检测器

与气相色谱一样，高效液相色谱仪也有多种多样的检测器，最常用的有紫外可见分光光度检测器、荧光检测器、二极管阵列检测器、示差折光检测器、蒸发光散检测器和电化学检测器等。

第七节 实验项目

实验一 薄层色谱实验

一、实验目的

（1）掌握薄层色谱法的原理和方法。
（2）熟悉比移值的计算方法。
（3）了解比移值的影响因素。

薄层色谱法的操作

二、实验原理

薄层色谱按其所采用的薄层材料性质和物理、化学原理的不同，可分为吸附薄层色谱、分配薄层色谱、离子交换薄层色谱和排阻薄层色谱等。

本实验为吸附薄层色谱，采用硅胶铺成薄层。将样品以毛细管点在原点处，用移动的展开剂将溶质解吸，解吸出来的溶质随着展开剂向前移动，遇到新的吸附剂的，溶质又会被吸附，新到的展开剂又会将其解吸，经过多次的解吸—吸附—解吸的过程，溶质就会随着展开剂移动。吸附力强的溶质随展开剂移动慢，吸附力弱的溶质随展开剂移动快，这样不同的组分在薄层板上就得以分离。

三、仪器与试剂

仪器：层析缸、薄玻璃板（5 cm × 12 cm）、毛细管（内径小于 1 mm）。

试剂：薄层层析硅胶 G、0.5% 羧甲基纤维钠（CMC-Na）水溶液、异烟肼、硫酸肼、异丙醇、丙酮、乙醇制对-二甲氨基苯甲醛试液。

四、实验内容

分别取异烟肼和硫酸肼，加水配制成 1 mL 水中含 50 mg 溶质的溶液，各吸取上述溶液分别点于同一硅胶 G 薄层板上，以异丙醇：丙酮（3：2）为展开剂展开，晾干，喷以乙醇制对-二甲氨基苯甲醛试液，15 min 后检视，分别测定 R_f 值。实验过程如图 19-4 所示。

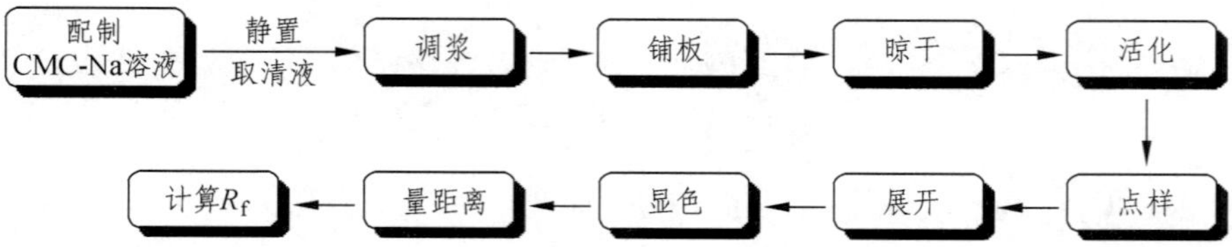

图 19-4

五、操作要点及注意事项

1. 制　板

称取硅胶 G 1.2 ~ 1.5 g 溶于适量水中（吸附剂：水 = 1：3），调浆时慢慢搅拌，勿产生气泡，同时要避免生成太多的团块，浆液要有一定的流动性，稠度以能沿玻棒呈线性下滴为宜。浆糊倒在玻璃板上，摇动摊平，晾干。使用前放入烘箱内，在 105 ~ 115 °C 烘干 40 ~ 50 min，置于干燥器中冷却至室温备用。聚酰胺铺制的薄层板则需保存于一定湿度的环境中。

2. 点　样

点样时点要细，直径不要大于 2 mm，间隔 0.5 cm 以上；浓度不可过大，以免出现拖尾现象。

3. 展　开

展开剂（一般取 10 mL）要先加入到洗净烘干的层析缸中，盖上盖让展开剂在缸内形成一定的蒸汽压，一般密闭饱和 15 min。然后点样的一端浸入展开剂 0.5 cm 以上，但展开剂不可没过样品原点。盖上盖子，展开。待展开剂上行到距上端 0.5 ~ 1 cm 时要及时将板取出，用铅笔标示出展开剂前沿的位置，待溶剂挥散，观察各斑点的位置，测量 R_f 值。

4. 显　色

多数分离的化合物没有颜色，要识别样点，就必须使样点显色。常用的显色方法有碘蒸汽显色、紫外照射显色和显色剂显色。

六、实验结果

作图并将实验数据按表 19-1 进行记录。

表 19-1　薄层色谱实验报告

	异烟肼	硫酸肼
样品点移动距离（cm）		
溶剂移动距离（cm）		
R_f		

七、思考题

（1）薄层色谱有哪些常见的用途？
（2）影响 R_f 值的主要因素有哪些？
（3）展开时，展开剂为何不可浸没样品原点？

实验二　气相色谱归一化法实验

一、实验目的

（1）掌握常用色谱定性参数的测定方法及定性方法。
（2）熟悉用归一化法进行定量分析的方法。
（3）了解气相色谱仪的基本组成部件。

二、仪器及试剂

仪器：气相色谱仪、秒表、10 μL 微量注射器、青霉素小瓶、电子天平。
试剂：正戊烷、正庚烷、正辛烷及未知正构饱和烷烃。

三、实验内容

气相色谱标准操作规程

1. 样品的制备

取一洁净干燥的青霉素小瓶，准确称其重量，加入约 10 滴正戊烷，再准确称其重量，记录加入正戊烷的量；以同样方法，再分别加入 10 滴正庚烷、正辛烷和未知样品，并记录相应的重量，混匀，备用。

2. 实验条件

色谱柱：15%DNP（邻苯二甲酸二壬酯）为固定相的色谱柱。
柱温：80 °C。
汽化室温度：130 °C。
检测器：TCD。
载气：H_2。
进样量：2 μL。

3. 样品测定

在上述实验条件下，进样 2 μL，微量注射器中空气泡不用排除。各组分按沸点高低流出。记录空气峰及各组分的保留时间，并测量各组分峰高及半峰宽。

4. 计　算

计算各组分的调整保留时间，以正戊烷为参比的相对保留值和样品的保留指数，根据 I 值确定样品为何物，并用归一化法计算各组分的百分含量。实验数据按表 19-2 进行记录。

表 19-2　归一化法实验记录表

组分	空气	正戊烷	正庚烷	正辛烷	未知物
B_p(°C)					
t_R (min)					
t'_R (min)					
$\alpha_{i正戊烷}$					
I_x					
h(cm)					
$W_{1/2}$(cm)					
A_i(cm^2)					
f_i					
$A_i f_i$					
以 A 归一化(%)					
以 $A_i f_i$ 归一化(%)					
称量计算(%)					

四、思考题

（1）为何采用相对保留值和保留指数定性的可信度均高于采用绝对保留值定性的可信度？
（2）归一化法定量分析的适用范围是什么？

实验三 气相色谱法测定酊剂中乙醇的含量

一、实验目的

（1）掌握气相色谱法测定酊剂中乙醇含量的原理。
（2）熟悉气相色谱仪、内标法的基本操作。
（3）了解氢火焰离子化检测器的基本原理。

二、实验原理

许多有机化合物的校正因子未知，此时可采用内标对比法进行定量分析，这是在不知校正因子时内标法的一种应用。先配制已知浓度的标准溶液，将一定量的内标物加入其中，再按相同比例将内标物加入未知浓度的试样中。分别进样，由下式求出待测组分的含量：

$$C_{\text{i(试样)}} = \{[A_{\text{i(试样)}} / A_{\text{s(试样)}}]/[A_{\text{i(标准)}} / A_{\text{s(标准)}}]\} \cdot C_{\text{i(标准)}}$$

式中，$C_{\text{i(试样)}}$ 为待测组分的浓度；A_{i}、A_{s} 分别为被测组分和内标物的峰面积。

三、仪器与试剂

仪器：气相色谱仪、微量注射器、移液管、容量瓶。
试剂：无水乙醇（分析纯）、无水丙醇（分析纯）、酊剂待检试样。

四、实验内容

1. 标准溶液配制

准确吸取无水乙醇、无水丙醇（内标）各 5.00 mL，置于 100 mL 容量瓶中，加水稀释至刻度，摇匀。

2. 试样溶液配制

准确吸取样品 10.00 mL 及无水丙醇 5.00 mL，置于 100 mL 容量瓶中，加水稀释至刻度，摇匀。

3. 实验条件

色谱柱：10%PEG；柱温：90 °C；汽化室温度：140 °C；检测器：FID；检测器温度：120 °C。

4. 进 样

在选定实验条件下，将标准溶液与试样溶液分别进样约 0.5 μL，平行测定 3 份。

5. 结果处理

将实验有关数据填入表 19-3。

表 19-3 气相色谱实验报告

	组分名称	B_p（°C）	t_R	A	A_i/A_s
标准溶液	乙醇	78			
	丙醇	97			
试样溶液	乙醇	78			
	丙醇	97			

按下式计算试样中乙醇的含量：

$$C_i=\frac{\dfrac{A_{i(试样)}}{A_{s(试样)}}}{\dfrac{A_{i(标准)}}{A_{s(标准)}}}\times C_{标准}$$

式中，$C_{标}$为标准溶液浓度；A_i、A_s分别为被测组分和内标物的峰面积；D为稀释倍数。

五、注意事项

（1）使用微量注射器时，不要把针芯拉出针筒外。

（2）吸取试样溶液的注射器，用后需用乙醇溶剂反复清洗，以免针孔堵塞。

六、思考题

（1）氢火焰离子化检测器和热导检测器各属何种类型检测器？它们各有什么特点？

（2）什么情况下可采用内标对比法？内标对比法定量时，进样量是否要十分准确？

（3）若实验中载气流速稍有变化，对结果有何影响？

实验四　高效液相色谱法测定阿司匹林肠溶片的含量

一、实验目的

（1）掌握高效液相色谱测定药物含量的原理。

（2）熟悉高效液相色谱仪的操作、标准溶液工作曲线的绘制。

（3）了解高效液相色谱分析方法的样品前处理过程。

二、实验原理

高效液相色谱既能对单一组分进行定量，又能对混合物中的多组分在分离的基础上进行定量；既能用于主要成分的含量测定，又能用于微量和痕量组分的测定，是一种准确度好和精密度高的分析技术。

本实验采用外标法测定，外标法具有不使用校正因子，准确性较高，操作条件变化对结果准确性影响较大，对进样量的准确性控制要求较高和适用于大批量试样的快速分析的特点。外标法包括标准曲线法和外标一点法。其中，标准曲线法较为常用，即配置一系列不同浓度的标准溶液，在相同进样量下分别测定峰面积，以浓度对峰面积作图，进行线性回归，计算相应的回归方程和相关系数。供试品溶液在相同条件下进样，测定峰面积，对照工作曲线计算出含量。

三、仪器与试剂

仪器：HPLC 仪（包括高压泵、手动进样器、紫外检测器、柱温箱）、色谱工作站、微量进样器（50 μL）、超声仪、酸度计、容量瓶、移液管。

试剂：阿司匹林对照品、阿司匹林肠溶片、甲醇（色谱纯）、超纯水、冰醋酸、乙腈（色谱纯）、盐酸。

四、实验内容

高效液相色谱仪的操作

1. 对照品溶液配制

精密称取阿司匹林对照品约 45 mg，精密称定，置于 25 mL 容量瓶中，加乙腈超声溶解并稀释至刻度，摇匀制得浓度约为 1.80 mg/mL 的对照品储备液。

2. 供试品溶液配制

取本品 20 片，烘干至恒重后精密称定总量，研细，精密称取粉末适量（约相当于阿司匹林 25 mg），置于 25 mL 容量瓶中，加适量乙腈超声处理 10 min 溶解，加乙腈定容，摇匀，用 0.22 μm 滤膜过滤，取续滤液，即得阿司匹林供试品溶液。

3. 色谱条件

色谱柱：C_{18} 柱（4.6 mm × 250 mm，5 μm）；流动相：甲醇-水-冰醋酸（40∶60∶6，盐

酸调节 pH=2.5）检测波长：280 nm；流速：1.0 mL/min；柱温：40 °C；进样量 20 μL；理论踏板数按阿司匹林色谱峰计算应不低于 2 000。

4. 系统适用性试验

在上述色谱条件下，分别取对照品溶液、供试品溶液及流动相 20 μL 注入液相色谱仪，记录色谱图。供试品溶液的主峰与对照品溶液的主峰位置相同，阿司匹林色谱峰与相邻杂质峰的分离度符合要求。试验表明该方法具有良好的专属性。

5. 工作曲线的绘制

精密吸取阿司匹林对照品储备液，依次制备浓度为 90.00 μg/mL、180.00 μg/mL、360.00 μg/mL、540.00 μg/mL、720.00 μg/mL、900.00 μg/mL 的系列标准品溶液，取 20 μL 注入色谱仪，记录色谱图。以阿司匹林峰面积值 A 为纵坐标，进样浓度 C（μg/mL）为横坐标，进行线性回归，计算相应的回归方程和相关系数。

6. 样品含量测定

供试品溶液 20 μL 进样，测定峰面积，平行测定 3 份，对照工作曲线计算含量。

五、注意事项

（1）开启仪器应按操作规程，观察仪器参数是否在设定范围内。待仪器稳定后，方可进样分析。

（2）实验结束，应按规定清洗仪器后，方能关机。

六、思考题

（1）在 HPLC 法中，如何确定样品的紫外检测波长？

（2）何谓化学键合相？常用的化学键合相有哪些？在 HPLC 法中如何应用？

（3）试讨论反相 HPLC 分离条件的选择。

第二十章 配位化合物实验技术

第一节 配位化合物的结构

一、定 义

配位化合物（Coordination Compound）是由可以接受孤对电子的原子或离子（简称形成体或中心体）与一定数目的可以提供孤电子对的离子或分子（简称配体）按一定组成和空间几何构型所形成的化合物，简称配合物。

二、组 成

配位化合物由内界和外界组成，内界是指由中心元素与配体以配位键组成的单元，外界是指其他部分。其中，中心元素为价电子层有空轨道的原子或离子，配体是含有孤电子对或π电子的化合物或离子。例如，硫酸四氨合铜（Ⅱ）分子式为$[Cu(NH_3)_4]SO_4$，其中 Cu（Ⅱ）是中心原子，配体是 NH_3，外界是 SO_4^{2-}，配位数是 4。

三、配位数（Coordination Number，CN）

配位数是直接与中心元素键合的配位原子的数目。一般中心原子的配位数为 2、4、6、8，最常见的是 4、6。配位数决定于中心原子和配体的性质（如电荷、半径、电子层结构）和配合物形成时的条件（如浓度和温度），但一定范围内某一中心原子有一特征的配位数。例如，$[Zn(NH_3)_4]SO_4$ 的配位数为 4，$[Ag(NH_3)_2]Cl$ 的配位数为 2。

第二节 配位化合物的稳定性

配位化合物的内界在溶液中可以微弱地离解出极少量的中心原子（离子）和配体，例如，$[Cu(NH_3)_4]SO_4$ 可以离解出少量的 Cu^{2+}和 NH_3。配位化合物的稳定性主要指热稳定性和配位化合物在溶液中是否容易电离出中心原子和配体。

配体的稳定性用其稳定常数 K_s 来表征。通常 K_s 越大，配位化合物越稳定，即在水溶液中离解程度越小。

配位化合物在溶液中的稳定性与中心原子的半径、电荷及其在周期表中的位置有关。过渡金属的核电荷高，半径小，有空的 d 轨道和自由的 d 电子，它们容易接受配位体的电子对，又容易将 d 电子反馈给配体。因此，它们都能形成稳定的配位化合物。碱金属和碱土金属恰好与过渡金属相反，它们的极化性低，离子具有类似惰性气体结构，形成配位化合物的能力较差，它们的配位化合物的稳定性也差。

第三节　配位平衡

一、稳定常数

对反应　$$Cu^{2+} + NH_3 \rightleftharpoons [Cu(NH_3)]^{2+}$$

$$K_{稳,1} = \frac{c[Cu(NH_3)]^{2+}}{c(Cu^{2+}) \times c(NH_3)} \quad (20\text{-}1)$$

$$[Cu(NH_3)]^{2+} + NH_3 \rightleftharpoons [Cu(NH_3)_2]^{2+}$$

$$K_{稳,2} = \frac{c[Cu(NH_3)_2]^{2+}}{c[Cu(NH_3)]^{2+} \times c(NH_3)} \quad (20\text{-}2)$$

$$[Cu(NH_3)_2]^{2+} + NH_3 \rightleftharpoons [Cu(NH_3)_3]^{2+}$$

$$K_{稳,3} = \frac{c[Cu(NH_3)_2]^{2+}}{c[Cu(NH_3)_2]^{2+} \times c(NH_3)} \quad (20\text{-}3)$$

$$[Cu(NH_3)_3]^{2+} + NH_3 \rightleftharpoons [Cu(NH_3)_4]^{2+}$$

$$K_{稳,4} = \frac{c[Cu(NH_3)_4]^{2+}}{c[Cu(NH_3)_3]^{2+} \times c(NH_3)} \quad (20\text{-}4)$$

总反应：　$$Cu^{2+} + 4NH_3 \rightleftharpoons [Cu(NH_3)_4]^{2+}$$

式中，$K_{稳,1}$、$K_{稳,2}$、$K_{稳,3}$、$K_{稳,4}$ 分别为一、二、三、四级稳定常数；$c[Cu(NH_3)_4]^{2+}$ 为 $Cu(NH_3)_4^{2+}$ 的平衡浓度；$c(NH_3)$ 为 NH_3 的平衡浓度。

总反应的平衡常数称为累积稳定常数或稳定常数，用 β_4（$K_{稳}$ 或 K_s）表示：

$$\beta_4 = K_{稳,1} \times K_{稳,2} \times K_{稳,3} \times K_{稳,4} \quad (20\text{-}5)$$

二、配位平衡的移动

$M^{n+} + xL^- \rightleftharpoons ML_x^{x-n}$中，加入酸、碱、沉淀剂、氧化剂、还原剂或另一配体，与Mn^+或L^-发生反应都可以使上述配位平衡发生移动。根据化学平衡移动原理，以下因素都将使配位平衡发生移动，直至建立新的平衡：

（1）向平衡体系中加入能与配体或中心原子形成更稳定的配离子的物质；

（2）改变溶液的酸度，使配体生成难电离的弱酸，中心原子水解成难溶的氢氧化物；

（3）加入某种试剂，与中心原子生成难溶物；

（4）使中心原子氧化态发生改变。

第四节　实验项目

实验一　银氨配离子配位数及稳定常数的测定

一、实验目的

（1）掌握银氨配离子的配位数和稳定常数的测定方法。

（2）熟悉银氨配离子的配位数和稳定常数的测定原理。

（3）了解滴定管的使用和滴定分析操作方法。

二、实验原理

在硝酸银溶液中加入过量的氨水，即生成稳定的银氨配离子$[Ag(NH_3)_n]^+$。此体系中存在着配位平衡：$Ag^+ + nNH_3 \rightleftharpoons [Ag(NH_3)_n]^+$，其稳定常数$K_s$可按下式计算：

$$K_s = \frac{c[Ag(NH_3)_n]^+}{c(Ag^+) \times c^n(NH_3)} \quad (20\text{-}6)$$

再往溶液中加入溴化钾溶液，有 AgBr 沉淀（混浊）出现，此体系中存在着沉淀平衡：$Ag^+ + Br^- = AgBr$（固），其平衡常数K_{sp}可按下式计算：

$$K_{sp} = c(Ag^+) \times c(Br^-) \quad (20\text{-}7)$$

根据多重平衡原理，两反应式相叠加，得

$$K = K_s \times K_{sp} = \frac{c[Ag(NH_3)_n]^+ \times c(Br^-)}{c^n(NH_3)} \quad (20\text{-}8)$$

设每份混合溶液最初取用的 $AgNO_3$ 溶液的体积为 V_{Ag^+}（各份相同），浓度为 $c(Ag^+)_0$。每份加入的氨水（大量过量）和 KBr 溶液的体积分别为 V_{NH_3} 和 V_{Br^-}，其浓度分别为 $c(NH_3)_0$ 和 $c(Br^-)_0$，混合溶液总体积为 V_t，则混合后达到平衡时：

$$c(Br^-) = c(Br^-)_0 \times \frac{V_{Br^-}}{V_t} \quad (20\text{-}9)$$

$$c[Ag(NH_3)_n^+] = c(Ag^+)_0 \times \frac{V_{Ag^+}}{V_t} \quad (20\text{-}10)$$

$$c(NH_3) = c(NH_3)_0 \times \frac{V_{NH_3}}{V_t} \quad (20\text{-}11)$$

将式（20-9）、式（20-10）、式（20-11）整理后代入式（20-8），得

$$K = \frac{c(Ag^+)_0 V_{Ag^+}}{V_t} \times \frac{c(Br^-)_0 V_{Br^-}}{V_t} \div \left[\frac{c(NH_3)_0 \times V_{NH_3}}{V_t}\right]^n \quad (20\text{-}12)$$

因为上式等号右边除 V_{NH_3}，V_{Br^-} 外其他皆为常数，故式（20-12）可写为

$$V_{Br^-} = V_{NH_3}^n \times K' \quad (20\text{-}13)$$

将式（20-13）两边取对数，得直线方程

$$\lg V_{Br^-} = n \lg V_{NH_3} + \lg K'$$

作图：以 $\lg V_{Br^-}$ 为纵坐标，$\lg V_{NH_3}$ 为横坐标，$\lg K'$ 为截距，求出直线的斜率 n，得到 $[Ag(NH_3)_n]^+$ 的配位数 n（取整数）。

三、仪器与试剂

仪器：20 mL 移液管、250 mL 锥形瓶、100 mL 量筒、25 mL 酸式滴定管、洗耳球。

试剂：0.01 mol/L $AgNO_3$、0.011 mol/L KBr、2.0 mol/L 氨水（新鲜配制）、蒸馏水。

四、实验内容

用移液管准确量取 0.011 mol/L$AgNO_3$ 溶液 20.00 mL 于洗净的锥形瓶中，再分别加入蒸馏水 40 mL 和 2.0 mol/L $NH_3 \cdot H_2O$ 40 mL，混合均匀，然后在不断振荡过程中，用酸式滴定管逐滴加入 0.011 mol/L KBr 溶液，直至刚产生的 AgBr 沉淀（混浊）不再消失为止。记下加入的 KBr 溶液的体积 V_{Br^-} 和溶液的总体积 V_t。

再分别用 35.00 mL、30.00 mL、25.00 mL、20.00 mL、15.00 mL 和 10.00 mL 2.01 mol/L 氨水溶液重复上述操作。在重复操作中，当接近终点时应加入适量的蒸馏水，使溶液的总体积 V_t 与第一个滴定的 V_t 大致相同，记下滴定终点时所用去的 KBr 溶液的体积 V_{Br^-} 及所加入的蒸馏水的体积 V_{H_2O}。

五、数据记录及结果处理

将实验数据记录在表 20-1 中，并做结果处理。

表 20-1　数据记录及数据结果处理表

混合溶液的编号	V_{Ag^+}（mL）0.01 mol/L	V_{NH_3}（mL）2.0 mol/L	V_{Br^-}（mL）0.01 mol/L	V_{H_2O}（mL）	V_t（mL）	$\lg V_{NH3}$	$\lg V_{Br^-}$
1	20.00	40.00					
2	20.00	35.00					
3	20.00	30.00					
4	20.00	25.00					
5	20.00	20.00					
6	20.00	15.00					
7	20.00	10.00					

以 $\lg V_{Br^-}$ 为纵坐标，$\lg V_{NH_3}$ 为横坐标作图，求出银氨络离子的配位数 n 和稳定常数 K_s。

五、注意事项

（1）为防止氨挥发，在配制每一份混合溶液时，最后加氨水。

（2）反应一定要达到平衡（振摇后沉淀不消失），且每次浑浊度要一致。

（3）每组实验完成后，都要将取 $AgNO_3$ 溶液的移液管、锥形瓶用氨水洗净。

六、思考题

（1）什么是 K_s？$[Ag(NH_3)_n]^+$ 的 K_s 及其配位数通过什么方法求得？

（2）如何使溶液的配位平衡与沉淀平衡共存？

（3）为什么实验中所用的锥形瓶开始必须是洁净干燥的，且在滴定过程中不能用水洗瓶壁？

实验二　三草酸合铁（Ⅲ）酸钾的制备和组成的测定

一、实验目的

（1）掌握合成 $K_3[Fe(C_2O_4)_3]\cdot 3H_2O$ 的基本原理和方法。

（2）熟悉溶解、沉淀、沉淀的洗涤、过滤、晶体的生长、定量分析等基本操作。

（3）了解铁（Ⅲ）和铁（Ⅱ）化合物及其配合物的性质。

二、实验原理

本实验以硫酸亚铁铵为原料，与草酸在酸性溶液中先制得草酸亚铁沉淀。草酸亚铁在草酸钾和草酸混合液存在下，用过氧化氢氧化得到三草酸合铁（Ⅲ）酸钾。主要反应为：

$$(NH_4)_2Fe(SO_4)_2 + H_2C_2O_4 + 2H_2O \xlongequal{} FeC_2O_4\cdot 2H_2O\downarrow + (NH_4)_2SO_4 + H_2SO_4$$

$$2FeC_2O_4\cdot 2H_2O + H_2O_2 + 3K_2C_2O_4 + H_2C_2O_4 \xlongequal{} 2K_3[Fe(C_2O_4)_3]\cdot 3H_2O$$

配离子的组成通过化学分析确定，在酸性介质中，用 $KMnO_4$ 标准溶液滴定试液中的 $C_2O_4^{2-}$，根据 $KMnO_4$ 消耗量可直接计算出 $C_2O_4^{2-}$ 的含量，其滴定反应式为：

$$5C_2O_4^{2-} + 2MnO_4^- + 16H^+ \xlongequal{} 10CO_2\uparrow + 2Mn^{2+} + 8H_2O$$

Fe^{3+} 含量可先用过量锌粉将其还原为 Fe^{2+}，然后用 $KMnO_4$ 标准溶液滴定而测得，其反应式为：

$$5Fe^{2+} + MnO_4^- + 8H^+ \xlongequal{} 5Fe^{3+} + Mn^{2+} + 4H_2O$$

三、仪器与试剂

仪器：电子天平、100 mL 烧杯、25 mL 移液管、布氏漏斗、抽滤瓶、表面皿、干燥器、烘箱、250 mL 锥形瓶、250 mL 酸式滴定管、25 mL 烧杯、称量纸、洗耳球、滤纸、酒精灯、铁架台、石棉网、玻璃棒、水浴锅、玻璃漏斗。

试剂：$(NH_4)_2Fe(SO_4)_2\cdot 6H_2O$、1 mol/L H_2SO_4、饱和 $H_2C_2O_4$ 溶液、饱和 $Na_2C_2O_4$ 溶液、300 g/L KNO_3、95% 乙醇、0.020 0 mol/L $KMnO_4$、乙醇-丙酮混合液（1∶1）、5% $K_3[Fe(CN)_6]$、3% H_2O_2、$Na_2C_2O_4$ 固体、蒸馏水、锌粉。

四、实验内容

1. 三草酸合铁（Ⅲ）酸钾的制备

（1）草酸亚铁的制备

称取 5 g 硫酸亚铁铵固体，置于 250 mL 烧杯中，然后加 15 mL 蒸馏水和 5 ~ 6 滴

1 mol/L H_2SO_4，加热溶解后，再加入 25 mL 饱和草酸溶液，加热搅拌至沸腾，迅速搅拌片刻，停止加热，静置。待黄色晶体 $K_3[Fe(C_2O_4)_3]\cdot 2H_2O$ 沉淀后倾析，弃上层清液；加入 20 mL 蒸馏水洗涤晶体，搅拌并温热，静置，弃上层清液，即得黄色草酸亚铁晶体。

（2）三草酸合铁（Ⅲ）酸钾的制备

在草酸亚铁晶体中，加入饱和 $Na_2C_2O_4$ 溶液 10 mL，水浴加热到 40 °C，恒温下慢慢滴加 3% 的 H_2O_2 溶液 20 mL，沉淀转为深棕色。边加入边搅拌，加完后将溶液加热至沸腾，加入 20 mL 饱和草酸溶液，沉淀立即溶解，溶液颜色变为绿色。趁热抽滤，滤液转入 100 mL 烧杯中，加入 95% 的乙醇 25 mL，冷却后，烧杯底部有晶体析出。为了加快结晶速度，可滴加几滴 KNO_3 溶液。晶体完全析出后，抽滤，用乙醇-丙酮混合液 10 mL 洗涤滤饼，抽干。然后将固体产品置于表面皿上，晾干。最后称重，计算产率。

2. 三草酸合铁（Ⅲ）酸钾组成的测定

（1）$KMnO_4$ 溶液的标定

准确称取 0.15 g $Na_2C_2O_4$ 三份，分别置于 250 mL 锥形瓶中，加水 50 mL 使其溶解，加入 10 mL 3 mol/L H_2SO_4 溶液，在水浴中加热到 75 ~ 85 °C，趁热用待标定的 $KMnO_4$ 溶液滴定，开始时滴定速率应慢，待溶液中产生 Mn^{2+} 后，滴定速率可适当加快，但仍须逐滴加入，滴定至溶液呈现微红色并持续 30 s 不褪色即为终点。根据每份滴定中 $Na_2C_2O_4$ 的质量和消耗的 $KMnO_4$ 溶液体积，计算出 $KMnO_4$ 溶液的浓度。

（2）$C_2O_4^{2-}$ 含量的测定

把制得的 $K_3[Fe(C_2O_4)_3]\cdot 3H_2O$ 在 50 ~ 60 °C 的恒温干燥箱中干燥 1 h，在干燥器中冷却至室温，精确称取样品 0.25 g 于 250 mL 锥形瓶中，加入 25 mL 水和 5 mL 1mol/L H_2SO_4，用 0.020 0 mol/L $KMnO_4$ 标准溶液滴定。滴定时先滴入 8 mL 左右的 $KMnO_4$ 标准溶液，然后加热到 70 ~ 85 °C（不高于 85 °C），直至紫红色消失。再用 $KMnO_4$ 滴定热溶液，直至微红色在 30 s 内不消失。记下消耗 $KMnO_4$ 标准溶液的总体积，计算 $K_3[Fe(C_2O_4)_3]\cdot 3H_2O$ 中草酸根的含量。滴定后的溶液保留，供下一步骤使用。

（3）铁含量测定

在滴定过草酸根的保留溶液中加锌粉还原，至黄色消失。加热 3 min，使 Fe^{3+} 完全转变为 Fe^{2+}，抽滤，用温水洗涤沉淀。滤液转入 250 mL 锥形瓶中，再用 0.020 0 mol/L $KMnO_4$ 标准溶液滴定至微红色，计算 $K_3[Fe(C_2O_4)_3]\cdot 3H_2O$ 中铁的含量。

五、注意事项

（1）氧化 $FeC_2O_4\cdot 2H_2O$ 时，氧化温度不能太高（保持在 40 °C），以免 H_2O_2 分解，同时需不断搅拌以避免 Fe^{2+} 被氧化。

（2）在抽滤过程中，勿用水冲洗粘附在烧杯和布氏滤斗上的绿色晶体。

（3）$KMnO_4$ 滴定 $C_2O_4^{2-}$ 时，升温以加快滴定反应速率，但温度不能超过 85 °C，否则草酸易分解。

六、思考题

（1）最后一步能否用蒸干溶液的办法提高产率？产物中可能的杂质是什么？

（2）加入 H_2O_2 后为什么要趁热加入饱和 $H_2C_2O_4$ 溶液？

（3）应该如何保存三草酸合铁（Ⅲ）酸钾？

（4）如何提高产品的质量?如何提高产品的收率？

实验三　配位化合物的生成及配位平衡

一、实验目的

（1）掌握配位平衡与酸碱、沉淀、氧化还原反应的关系。

（2）熟悉配位化合物在分析鉴定中的应用。

（3）了解配位化合物的生成及配离子的相对稳定性。

二、实验原理

在水溶液中，配合物的内、外界之间发生解离。每种配离子在溶液中同时存在着配离子的生成和离解过程，即存在着配位离解平衡，例如：

$$Ag^{+} + 2NH_3 \rightleftharpoons [Ag(NH_3)_2]^{+}$$

（1）增加配位剂（如 NH_3）的浓度，上述平衡向生成配离子的方向移功；降低配位剂的浓度，平衡就向配离子解离的方向移动。

（2）在一个配位化合物的溶液中，加入一种可以与中心离子结合生成难溶物的沉淀剂，就会导致溶液中未配位的金属离子的浓度降低，促进配离子的解离。反之，一种配位剂若能与金属离子结合生成稳定的配合物，并且此配合物是易溶性的，则加入足够的配位剂可以使该金属离子的难溶盐溶解，若先加入配位剂而后加入沉淀剂，可以阻止沉淀的生成。沉淀剂与配位剂对于金属离子的竞争结果，决定于相应的难溶物的 K_{sp} 和相应的配离子的 K_s 的相对大小。

（3）在同一金属离子的溶液中，同时存在两种配位剂，则此金属离子首先与能生成较稳定配合物的配位剂结合。

（4）螯合物是中心原子与多基配体生成的配合物，因为配体与中心原子之间键合形成封闭的环，因而称为螯合物。多基配体（即螯合剂）多为有机配体。螯合物的稳定性与它的环状结构有关，一般来说，五元环、六元环比较稳定。形成环的数目越多越稳定。

（5）若配离子的配位体是弱碱或者是弱酸根，则加入强酸会促使配离子的解离。

（6）复盐与配合物不同，在水溶液中完全解离成为简单离子。

三、仪器与试剂

仪器：试管、离心机、点滴板、滴管。

试剂：0.2 mol/L $K_3[Fe(CN)_6]$、0.2mol/L $NH_4Fe(SO_4)_2$、0.2 mol/L $FeCl_3$、0.5mol/L NH_4SCN、0.5mol/L $CuSO_4$、6mol/L $NH_3 \cdot H_2O$、95% 乙醇、0.2 mol/L $NiSO_4$、2mol/L $NH_3 \cdot H_2O$、0.1 mol · L^{-1} $AgNO_3$、0.5 mol/L $FeCl_3$、2 mol/L NH_4F、饱和$(NH_4)_2C_2O_4$、0.2 mol/L $(NH_4)_2C_2O_4$、6 mol/L HCl、2 mol/L NaOH 、 6 mol/L H_2SO_4 、 10% NH_4F 、 1 mol/L H_2SO_4 、 0.5 mol/L $Na_3[Co(NO_2)_6]$ 、6 mol/L NaOH 、 0.1 mol/L $AgNO_3$ 、 0.1mol/L NaCl 、 0.1mol/L KBr 、 0.1 mol/L $Na_2S_2O_3$ 、$(NH_4)_2SO_4 \cdot F_eSO_4 \cdot 6H_2O$、NaF、丁二酮肟乙醇溶液、丙酮、$CCl_4$、0.25% 邻菲罗啉溶液。

四、实验内容

1. 配离子与简单离子、复盐的区别

将 0.2 mol/L $K_3[Fe(CN)_6]$、0.2mol/L $NH_4Fe(SO_4)_2$ 以及 0.2 mol/L $FeCl_3$ 各 1 mL 分别加入到 3 支试管中，再分别滴加 1 滴 0.5 mol/L NH_4SCN 溶液，观察现象。

2. 配离子的生成与离解

（1）简单配合物的生成

向试管中加入 1 mol 0.5mol/L $CuSO_4$ 溶液，逐滴加入 6mol/L $NH_3 \cdot H_2O$ 至生成的沉淀消失，向溶液中加少量 95% 乙醇，摇匀，静置，用倾析法除去溶液，晶体用 95% 的乙醇洗涤，观察配合物的颜色。

（2）螯合物的生成

向试管中加入几滴 0.2mol/L $NiSO_4$ 溶液和 2 倍体积的 2 mol/L $NH_3 \cdot H_2O$，混匀后再加几滴丁二酮肟乙醇溶液，则有二丁二酮螯合镍（Ⅱ）鲜红色沉淀生成。

3. 配合物的稳定性

（1）中心离子的影响

分别试验 0.2mol/L $FeCl_3$、0.1mol/L $AgNO_3$ 与 6mol/L $NH_3 \cdot H_2O$ 的作用，比较结果有何不同。

（2）配体的影响

取 0.5 mol/L 的 $FeCl_3$ 溶液 1 mL 置于试管中，依次加入 0.5 mol/L NH_4SCN、2 mol/L 的 NH_4F 和饱和 $(NH_4)_2C_2O_4$ 溶液各 2 mL，观察一系列试验现象，比较这三种 Fe（Ⅲ）配离子的稳定性，说明配离子间的转化关系。

4. 配位平衡的移动

（1）配位平衡反应

① 在小试管中加入 2 滴 0.2 mol/L $FeCl_3$ 和 15 滴 0.2 mol/L $(NH_4)_2C_2O_4$ 溶液，检查溶液

中是否有 Fe^{3+} 存在，加入 KSCN 溶液，如果溶液中含有 Fe^{3+}，则溶液会变成血红色，在检查液中加入 6 mol/L HCl 溶液，观察溶液颜色变化。

② 在小试管中加入 3 滴 0.2 mol/L $FeCl_3$ 和 3 滴 0.2 mol/L $(NH_4)_2C_2O_4$ 溶液，检验溶液中有无 $C_2O_4^{2-}$ 存在，加入高锰酸钾溶液看是否褪色，在检查液中逐滴加入 10% EDTA，观察并记录颜色的变化。

（2）酸碱性对配位平衡的影响

① 在 1 mL 0.2 mol/L 的 $CuSO_4$ 溶液中逐滴加入 2 mol/L 的 $NH_3 \cdot H_2O$，振荡试管，直到沉淀全部溶解为止，观察溶液的颜色。再向溶液中逐滴加入 1 mol/L 的 H_2SO_4 后，观察溶液的颜色。继续滴加 1 mol/L H_2SO_4 至溶液显酸性，观察溶液的颜色变化。

② 在试管中加入 1 mL 0.5 mol/L 的 $FeCl_3$ 溶液，逐滴加入 10% NH_4F 至溶液无色，将此溶液分为两份，向一份中滴加 2 mol/L 的 NaOH 溶液，观察是否有沉淀产生；向另一份中滴加 6 mol/L 的 H_2SO_4 溶液，观察溶液颜色变化。

（3）沉淀对配位平衡的影响

在试管中加 1 mL 0.1 mol/L 的 $AgNO_3$ 溶液和 1 mL 0.1mol/L 的 NaCl 溶液，离心分离，弃上层清液，用蒸馏水洗涤沉淀两次，加入 2 mol/L $NH_3 \cdot H_2O$ 全沉淀刚好溶解，在上述溶液中加 2 滴 0.1 mol/L 的 NaCl 溶液，观察是否有沉淀生成；再加 2 滴 0.1 mol/L 的 KBr，观察现象；继续滴加 KBr 至不再产生 AgBr 沉淀为止，离心分离，洗涤，再加 0.1 mol/L $Na_2S_2O_3$ 溶液至沉淀刚好溶解。在上述溶液中滴加 2 滴 0.1 mol/L 的 KI 溶液，观察是否有沉淀产生。

（4）氧化还原对配位平衡的影响

往盛有 5 滴 0.1 mol/L 的 KI 溶液的试管中加入 5 滴 0.1 mol/L 的 $FeCl_3$ 溶液和 0.5 mL CCl_4，振荡试管，观察 CCl_4 层及溶液的颜色变化；再往溶液中逐滴加入饱和 $(NH_4)_2C_2O_4$ 溶液，振荡，观察 CCl_4 层和溶液的颜色变化。

5. 配位化合物在分析鉴定中的应用

（1）利用有色配位化合物鉴定金属离子

① 验 Fe^{2+} 与 0.25% 邻菲罗啉溶液的作用：向试管中加少许 $(NH_4)_2SO_4 \cdot F_eSO_4 \cdot 6H_2O$ 固体，加 5 mL 蒸馏水溶解，再加 2 滴 0.25% 的邻菲罗啉溶液，反应生成桔红色的配离子。

② 向试管中加 2 滴 0.5 mol/L $CuSO_4$ 溶液、加 2 滴 2 mol/L HAc 溶液酸化后，再加 3 滴 0.2 mol/L $K_3Fe(CN)_6$ 溶液，观察现象。

（2）利用配合物掩蔽干扰离子

F^- 对 Fe^{3+} 的掩蔽：在试管中加数滴 0.2mol/L $FeCl_3$ 溶液，加数滴 0.5 mol/L NH_4SCN 溶液，再加入固体 NaF，摇匀，观察并记录颜色的变化。

在另一试管中，加数滴 0.5 mol/L $Na_3[Co(NO_2)_6]$ 溶液，加数滴 0.5 mol/L NH_4SCN 溶液，再加等体积丙酮，出现 $[Co(SCN)_4]^{2-}$ 的蓝色，可用以检定 Co^{2+}，加入少量 NaF 固体，观察蓝色是否褪去。

五、思考题

（1）KSCN 溶液检查不出 $K_3[Fe(CN)_6]$ 溶液中的 Fe^{3+}，是否表明溶液中无游离的 Fe^{3+} 存在？

（2）为什么 Na_2S 溶液不能使 $K_4[Fe(CN)_6]$ 溶液产生 FeS 沉淀，但饱和 H_2S 溶液就能使 $[Cu(NH_3)_4]SO_4$ 溶液产生 CuS 沉淀？

（3）硫氰化铁溶液呈血红色，用哪些方法可使其褪色？

（4）在检出卤离子混合物的 Cl^- 时，用 2 mol/L 氨水处理卤化银沉淀，处理后的溶液用 HNO_3 酸化得到白色沉淀，或加入 KBr 溶液得黄色沉淀。为什么这两种现象都可证明 Cl^- 的存在？

实验四　液相反应平衡常数的测定

一、实验目的

（1）掌握利用分光光度计测定低浓度下铁离子与硫氰酸根离子生成硫氰合铁离子的平衡常数。

（2）熟悉通过实验了解热力学平衡常数的数值与反应物起始浓度无关。

（3）了解分光光度计的使用。

二、实验原理

Fe^{3+}离子与 SCN^-离子在溶液中可生成一系列的络离子，并共存于同一个平衡体系中。当 SCN^-离子的浓度增加时，Fe^{3+}离子与 SCN^-离子生成的络合物的组成发生如下的改变：

$$Fe^{3+}+SCN^- \rightarrow Fe(SCN)^{2+} \rightarrow Fe(SCN)_2^+$$
$$\rightarrow Fe(SCN)_3 \rightarrow Fe(SCN)_4^- \rightarrow Fe(SCN)_5^{2-}$$

而这些不同的络离子色调也不同。由图 20-1 可知，当 Fe^{3+}离子与浓度很低的 SCN^-离子（一般应小于 $5\times10^{-3}\ mol\cdot dm^{-3}$）时，只进行如下反应：

$$Fe^{3+} + SCN^- \rightleftharpoons FeSCN^{2+}$$

即反应被控制在仅仅生成最简单的 $FeSCN^{2+}$络离子。其平衡常数表示为：

$$K_C = \frac{[FeSCN^{2+}]}{[Fe^{3+}][SCN^-]}$$

由于 Fe^{3+} 离子在水溶液中，存在水解平衡，所以 Fe^{3+}离子与 SCN^-离子的实际反应很复杂，其机理为：

$$Fe^{3+} + SCN^- \underset{K_4}{\overset{K_1}{\rightleftharpoons}} FeSCN^{2+} \qquad Fe(OH)^{2+} + SCN^- \underset{K_{-3}}{\overset{K_2}{\rightleftharpoons}} FeOHSCN^+$$

$$Fe^{3+} + H_2O \overset{K_2}{\rightleftharpoons} FeOH^{2+} + H^+ \ （快） \qquad FeOHSCN^4 + H^+ \overset{K_4}{\rightleftharpoons} FeSCN^{2+} + H_2O \ （快）$$

当达到平衡时，整理得到

$$\frac{[FeSCN^{2+}]}{[Fe^{3+}]_{平}[SCN^-]_{平}} = \left(K_1 + \frac{K_2K_3}{[H^+]_{平}}\right) + \left(K - 1 + \frac{K_{-3}}{K_4[H^+]_{平}}\right) = K_{平}$$

由上式可见，平衡常数受氢离子的影响。因此，实验只能在同一 pH 值下进行。

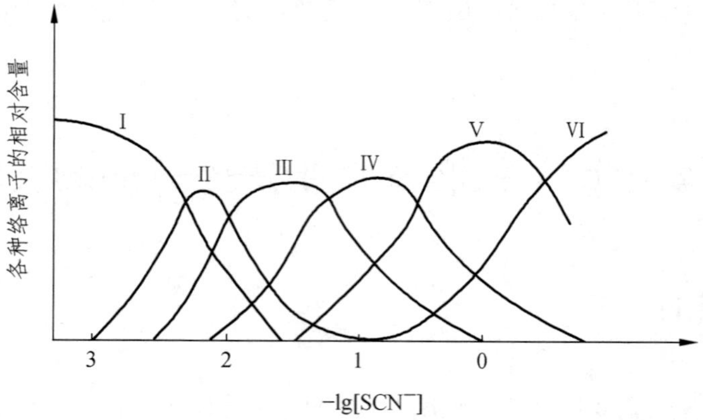

I～IV 分别代表配位数为 0～5 的硫氰酸铁络离子

图 20-1　SCN⁻浓度对络合物组成的影响

本实验为离子平衡反应，离子强度必然对平衡常数有很大影响。所以，在各被测溶液中离子强度 $I = \frac{1}{2}\sum m_i \cdot Z_i^2$ 应保持一致。

由于 Fe^{3+}离子可与多种阳离子发生络合，所以应考虑到对 Fe^{3+}离子试剂的选择。当溶液中有 Cl^-、PO_4^{3-} 等阴离子存在时，会明显降低 $FeSCN^{2+}$络离子浓度，从而溶液的颜色减弱，甚至完全消失，故实验中要避免 Cl^-参与。因而 Fe^{3+}离子试剂最好选用 $Fe(ClO_4)_3$。

根据朗伯-比尔定律，可知吸光度与溶液浓度成正比。因此，可借助于分光光度计测定其吸光度，从而计算出平衡时 $FeSCN^{2+}$络离子的浓度以及 Fe^{3+}离子和 SCN^-离子的浓度，进而求出该反应的平衡常数 K_C。

通过测量两个温度下的平衡常数可计算出 ΔH ，即

$$\Delta H = \frac{RT_2T_1}{T_2 - T_1}\ln\frac{K_2}{K_1}$$

式中，K_1、K_2 为温度 T_1、T_2 时的平衡常数。

三、仪器与试剂

仪器：分光光度计 1 台（有条件可自制恒温夹套）、超级恒温器 1 台、容量瓶（50 mL）

4 只、移液管（刻度）5 mL 的 1 只、10 mL 的各 4 只。

试剂：1×10^{-3} mol/dm^3 NH_4SCN（需准确标定）；0.1 mol/dm^3 $FeNH_4(SO_4)_2$（需准确标定 Fe^{3+}浓度，并加 HNO_3 使溶液的 H^+ 浓度为 0.1 mol/dm^3）；1 mol/dm^3 HNO_3；1 mol/dm^3 KNO_3（试剂均用 A.R）。

四、实验内容

分光光度计的使用

（1）将恒温槽调到 25 °C。

（2）取 4 个 50 mL 容量瓶，编成 1，2，3，4 号。配制离子强度为 0.7，H^+ 浓度为 0.15 mol/dm^3，SCN^-离子浓度为 2×10^{-4} mol/dm^3，Fe^{3+}离子浓度分别为 5×10^{-2} mol/dm^3、1×10^{-2} mol/dm^3、5×10^{-3} mol/dm^3、2×10^{-3} mol/dm^3 的 4 种溶液，先计算出所需的标准溶液量，填写表 20-1。

表 20-1

项　目		容量瓶编号			
		1	2	3	4
HNO_3 溶液（1 mol/L）	取体积数/mL（使反应体系$[H^+]$=0.15 mol/L）				
KNO_3 溶液（1 mol/L）	取体积数/mL（使反应体系 I=0.7）				
KCNS 溶液（1×10^{-3} mol/L）	实际浓度/（mol/L）	2×10^{-4}	2×10^{-4}	2×10^{-4}	2×10^{-4}
	取体积数/mL				
$Fe(NH_4)(SO4)_2$（0.1 mol/L，其中含 $HNO_3$0.1 mol/L）	实际浓度/（mol/L）	5×10^{-2}	1×10^{-2}	5×10^{-3}	2×10^{-3}
	取体积数/mL				

根据计算结果，配制四种溶液，置于恒温槽中恒温。

（3）调整分光光度计，将波长调到 450 nm 处。然后取少量恒温的 1 号溶液洗比色皿两次。把溶液注放入比色皿，置于夹套中恒温。然后准确测量溶液的吸光度。更换溶液测定三次，取其平均值。用同样的方法测量 2，3，4 号溶液的吸光度。

（4）在 35 °C 下，重复上述试验。

5. 数据记录和处理

将测得的数据，填于表 20-2，并计算出平衡常数 K_C 值。

表 20-2

项　目	溶液编号			
	1	2	3	4
吸光度值 A_i				
A_i/A_1				
$[FeCNS^{2+}]_{平}=\frac{A_i}{A_1}[CNS^-]_{始}$				
$[Fe^{3+}]_{平}=[Fe^{3+}]_{始}-[FeCNS^{2+}]_{平}$				
$[CNS^-]_{平}=[CNS^-]_{始}-[FeCNS^{2+}]_{平}$				
$K_C=\frac{[FeCNS^{2+}]_{平}}{[Fe^{3+}]_{平}[CNS^-]_{平}}$				
$K_{C\,平均}$				
相对误差%（与文献值比较）				

五、注意事项

（1）使用分光光度计时，先接通电源，预热 20 min。为了延长光电管的寿命，在不测定数值时，应打开暗盒盖。

（2）使用比色皿时，应注意溶液不要装得太满，溶液约为 80% 即可。并注意比色皿上白色箭头的方向，指向光路方向。

（3）温度影响反应常数，实验时体系应始终要恒温。

（4）实验用水最好是二次蒸馏水。

六、思考题

（1）如 Fe^{3+}、SCN^- 离子浓度较大时则不能按如下公式计算 K_C 值，为什么？

$$K_C=\frac{[FeSCN^{2+}]}{[Fe^{3+}][SCN^-]}$$

（2）为什么可用 $[FeSCN^{2+}]_{平}$ = 吸光度比 × $[SCN^-]_{始}$ 来计算 $[FeSCN^{2+}]_{平}$ 呢？

（3）测定溶液吸光度时，为什么需要空的比色皿？如何选择空白液？

第二十一章　电离常数的测定实验技术

第一节　基本概念

一、电解质与非电解质

电解质：在水溶液中或熔融状态下能导电的化合物称为电解质，包括酸、碱、盐、水和活泼金属氧化物等。

非电解质：在水溶液和熔融状态下均不导电的化合物称为非电解质，包括非金属氧化物、某些非金属氢化物以及绝大多数的有机物（如酒精、蔗糖）等。

二、强电解质与弱电解质

强电解质：在水溶液中能完全电离的电解质称为强电解质，如强碱、强酸和部分盐。

弱电解质：在水溶液中只有部分电离成离子的电解质称为弱电解质，如弱酸、弱碱和水等。

第二节　弱电解质的电离——电离平衡

一、电离平衡

在一定条件下，当电解质分子电离生成离子（正反应）的速率和离子重新结合成分子（逆反应）的速率相等时，电离过程就达到了平衡状态，称为电离平衡。例如：

$$HAc + H_2O \rightleftharpoons H_3O^+ + Ac^-$$

当正反应和逆反应速率相等时，HAc 电离达到平衡状态。

二、影响电离平衡的因素

1. 浓度的影响

同一弱电解质，通常是溶液越稀，电离程度越大。

2. 温度的影响

升高温度，弱电解质的电离程度增大。

3. 外加试剂的影响

（1）同离子效应：在弱电解质溶液中加入与该弱电解质有共同离子的强电解质，从而使弱电解质解离度降低的现象称为同离子效应。

（2）盐效应：在弱电解质溶液中加入与弱电解质不含共同离子的强电解质，引起弱电解质解离度增大的效应称为盐效应。

（3）加入能与电离离子反应的离子或物质，可以促进弱电解质的电离。

三、弱电解质的电离度与电离常数

1. 电离度

电离度是指已电离的弱电解质的分子数占原有弱电解质分子总数的百分比，即：

$$\text{电离度}=\frac{\text{已电离的弱电解质的分子数}}{\text{原有弱电解质的分子数}}\times 100\% \qquad (21\text{-}1)$$

2. 电离常数

在一定温度下，弱电解质达到电离平衡后，生成物浓度以方程式系数为指数幂的乘积与反应物浓度以方程式系数为指数幂的乘积之比是一常数，称为电离平衡常数，简称电离常数。弱酸电离常数用 K_a 表示，弱碱电离常数用 K_b 表示。

对于一元弱酸 $HB+H_2O \rightleftharpoons H_3O^++B^-$，平衡时：

$$K_a=\frac{c(H_3O^+)\times c(B^-)}{c(HB)} \qquad (21\text{-}2)$$

对于一元弱碱 $B^-+H_2O \rightleftharpoons HB+OH^-$，平衡时：

$$K_b=\frac{c(HB)\times c(OH^-)}{c(B^-)} \qquad (21\text{-}3)$$

3. 酸碱强弱

在同一温度下，弱电解质的电离程度和电离常数都可以表示弱电解质的相对强弱。K 值越大，电离程度越大，相应酸（或碱）的酸性（或碱性）越强。

第三节 实验项目

实验一 电位法测定弱酸电离常数

一、实验目的

（1）掌握用 pH 电位法测定弱酸的电离常数。
（2）熟悉电离平衡的基本概念。
（3）了解 pH 计的正确使用与维护。

二、实验原理

醋酸是一元弱酸，在水溶液中存在着下列电离平衡：

$$HAc+H_2O \rightleftharpoons H_3O^+ + Ac^-$$

其电离常数的表达式为

$$K_a = \frac{c(H_3O^+) \times c(Ac^-)}{c(HAc)}$$

式中，K_a 为 HAc 的电离平衡常数；$c(Ac^-)$ 为醋酸根的平衡浓度；$c(HAc)$ 为醋酸的平衡浓度。

以对数表示，则

$$\lg K_{HAc} = \lg c(H^+) + \lg \frac{c(Ac^-)}{c(HAc)}$$

当 $c(Ac^-) = c(HAc)$ 时，

$$\lg K_{HAc} = \lg c(H^+)$$

$$\lg K_{HAc} = \lg c(H^+) = -pH$$

如果在一定温度下测得醋酸溶液中 $c(Ac^-)$ 和 $c(HAc)$ 近似相等时的 pH 值，即可计算出醋酸电离常数的近似值。

用 NaOH 溶液滴定 HAc 溶液时，根据反应式

$$HAc + OH^- \longrightarrow Ac^- + H_2O$$

若 $c(Ac^-) = c(HAc)$，则 NaOH 的用量应等于完全中和 HAc 时需要的一半，如果测得此时溶液的 pH 值，即可求得醋酸的电离常数 K_a 的近似值。

三、仪器与试剂

仪器：pHS-4c 型酸度计、100 mL 烧杯、250 mL 锥形瓶、25 mL 移液管、碱式滴定管、洗耳球、滤纸。

试剂：0.1 mol/L NaOH 标准溶液、0.1 mol/L HAc、标准缓冲溶液 pH 为 6.8 ~ 7.0、pH 为 4.0 各一份、酚酞指示剂（1% 乙醇溶液）。

pH 计的使用

四、实验内容

（1）取 250 mL 锥形瓶 1 只，准确加入 25.00 mL 0.1 mol/L HAc 溶液，加入 2 滴酚酞指示剂，用碱式滴定管中的 0.1 mol/L NaOH 标准溶液滴定，边滴定边振摇锥形瓶，至溶液刚出现红色为止。记录滴定终点时 NaOH 溶液的用量。用另一只锥形瓶重复上述滴定实验，两次消耗 NaOH 溶液的体积相差不超过 0.1 mL。

（2）取 100 mL 烧杯 1 个，准确加入 25.00 mL 0.1 mol/L HAc，用碱式滴定管中的 0.1 mol/L NaOH 标准溶液滴定至步骤一所耗 NaOH 平均体积的一半，将锥形瓶内溶液振摇混匀，再用 pHS-4c 型酸度计测定其 pH。

（3）pHS-4c 型酸度计的使用。

安装 pHS-4c 型酸度计的各配件，开机预热 15 ~ 20 min。清洗电极，并用滤纸轻轻将电极上的蒸馏水擦拭干净。进行样品溶液 pH 测定前需标定酸度计：将 pH 为 6.8 的标准缓冲溶液装入小烧杯中，按“Call”键，此时仪器进入标定状态。将电极插入 pH 为 6.8 的标准缓冲溶液中，不断振摇小烧杯后静置，待仪器左上方显示“ready”按“Enter”键。清洗电极，并用滤纸轻轻将电极上的蒸馏水擦拭干净，再用 pH 为 4 的标准缓冲溶液对 pHS-4c 型酸度计进行标定（方法同前）。标定完成，此时 pHS-4c 型酸度计自动进入测试状态。

将电极用蒸馏水清洗干净后，用滤纸擦拭干净，然后将电极插入盛有待测溶液的烧杯内（溶液须没过玻璃电极），轻轻摇动烧杯，此时仪器指针所示的数值为样品溶液的 pH。

五、数据记录及结果处理

将实验数据记录在表 21-1 中，并做结果处理。

表 21-1 数据记录及结果处理

实验序号	Ⅰ	Ⅱ
NaOH 标准溶液浓度（mol/L）		
HAc（mL）		
NaOH（mL）		
NaOH 平均体积（mL）		
pH		
K_{HAC}		

六、注意事项

（1）玻璃电极在初次使用前，必须在蒸馏水中浸泡 8 h 以上，平时也应浸泡在蒸馏水中以备随时使用。复合电极则套上装有 3 mol/L KCl 溶液的塑料杯。

（2）甘汞电极内装有饱和 KCl 溶液（作盐桥用）。为保证 KCl 溶液饱和，KCl 溶液必须含有 KCl 晶体。

（3）玻璃电极的主要传感部分为下端的玻璃泡。此球泡极薄，切勿与硬物接触，一旦破裂则完全失效，使用时应特别小心。

（4）校正酸度计。应选用一种与被测溶液的 pH 接近的标准缓冲溶液对仪器进行校正。经过 pH 校正的酸度计，在测定样品的 pH 时，不得再动定位调节器。

（5）电极清洗后只能用滤纸轻轻吸干，切勿用织物擦抹，这会使电极产生静电荷而导致读数错误。

（6）每一样品测定时，需重复读数 2 ~ 3 次。

（7）测量完毕后，用蒸馏水冲洗电极（玻璃膜沾上油污时，应先用酒精清洗，再用四氯化碳或乙醚清洗，然后又用酒精浸泡，最后用蒸馏水清洗），再按注意事项“1”保存。

七、思考题

（1）本实验测定 HAc 电离常数的原理是什么？

（2）如何校正酸度计？

第二十二章　稀溶液的依数性实验技术

第一节　溶液的饱和蒸气压下降

一、纯溶剂的饱和蒸气压

在密闭容器中，在纯溶剂的单位表面上、单位时间内，有 N_0 个分子蒸发到溶剂上方，随着溶剂分子数、密度的增加，分子开始凝聚，当蒸发与凝聚达平衡时，蒸气的压力不再改变，此时蒸气的压力称为纯溶剂饱和蒸气压 P_0。

二、溶液的饱和蒸气压

当溶液中有难挥发的溶质时，溶液表面部分被溶质分子占据，在溶液中单位表面上、在单位时间内蒸发的溶剂分子的数目为 N，当蒸发与凝聚达平衡时，溶液的蒸气压力保持恒定，此时蒸气的压力称为溶液饱和蒸气压 P。

三、拉乌尔定律

在一定温度下，溶液的饱和蒸气压等于纯溶剂的饱和蒸气压与溶剂物质的量分数的乘积。即：

$$P = P_0 \times X_A \tag{22-1}$$

式中，P 为溶液的饱和蒸气压；P_0 为纯溶剂的饱和蒸气压；X_A 为溶剂摩尔分数。

用 ΔP 表示溶液 P 与纯溶剂 P_0 之差，则

$$\Delta P = P_0 - P = P_0 \times (1 - X_A) \tag{22-2}$$

故

$$\Delta P = P_0 \times X_B \tag{22-3}$$

式中，X_B 为溶质的物质的量分数。

对于稀的水溶液：一定温度下，P_0为常数，$X_B \propto b_B$，则

$$\Delta P = Kb_B \tag{22-4}$$

式中，b_B为质量摩尔浓度；K为比例系数。

第二节　溶液的沸点升高和凝固点下降

一、沸点和凝固点

蒸发：物质从液态转化为气态的相变过程称为蒸发。

沸腾：在一定温度下，液体表面和内部同时发生剧烈汽化的现象称为沸腾。

沸点：当液体的饱和蒸气压和外界大气的压强相等时，液体表面和内部同时发生汽化，此时的蒸气温度即是沸点。

凝固点：液体凝固成固体时的温度。

二、饱和蒸气压图

以温度T为横坐标，饱和蒸气压P为纵坐标，作水、溶液和冰的饱和蒸气压图，如图22-1所示。从图中可以看出，随着温度的升高，饱和蒸气压升高；在同一温度下，溶液的饱和蒸气压低于水的饱和蒸气压；冰的曲线斜率较大，其饱和蒸气压随温度变化也较大。

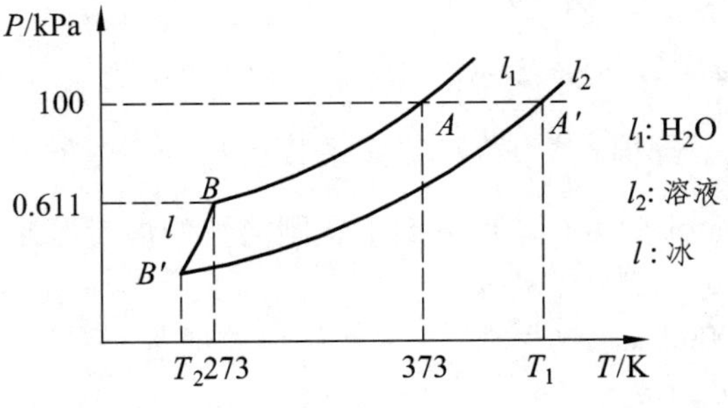

图 22-1　饱和蒸气压图

373 K时水的饱和蒸气压等于外界大气压强（100 kPa），故373 K是H_2O的沸点（A点）。在该温度下，溶液的饱和蒸气压小于外界大气压强（100 kPa），溶液未达到沸点。只有当温度达到T_1（$T_1 > 373$ K，A'点）时，溶液的饱和蒸气压达到外界大气压强，溶液才沸腾。随着溶液饱和蒸气压的下降，其沸点升高，即溶液的沸点高于纯水的沸点。

在冰线和水线的交点B处，冰和水的饱和蒸气压相等。此点的温度为273 K，$P \approx 611$ Pa，是H_2O的凝固点，也称为冰点。在此温度时，溶液饱和蒸气压低于冰的饱和蒸气压，当两种

物质共存时，冰要熔化。只有温度降到 T_2 时，冰线和溶液线相交于 B' 点，达到凝固点，溶液开始凝固，$T_2 < 273$ K，即溶液的凝固点下降。

第三节　实验项目

实验一　冰点降低法测定葡萄糖的摩尔质量

一、实验目的

（1）掌握冰点降低法测定摩尔质量的实验方法。
（2）熟悉拉乌尔定律。
（3）了解冰点降低法在生活中的应用。

冰点降低法测定
溶质的摩尔质量

二、实验原理

冰点是溶液或溶剂的蒸气压等于其纯溶剂固相的蒸气压时的温度，溶液的蒸气压小于同温下纯溶剂的蒸气压造成冰点降低。

溶液的冰点由溶液浓度和溶剂性质决定。溶液浓度越大，冰点下降值越大。

对非电解质溶液：$\Delta T = T_f^* - T_f = K_f \times b_B$

对电解质溶液：$\Delta T = T_f^* - T_f = i \times K_f \times b_B$

式中，ΔT_f 为溶液的冰点下降值；i 为范特霍夫系数；b_B 为质量摩尔浓度。

若 a 克溶质（即 $\frac{a}{M}$ mol）溶于 A 克溶剂中，则溶液的质量摩尔浓度 b_B 为

$$b_B = \frac{1\,000 m_B}{M_B \times m_A}$$

式中，M_B 为溶质的摩尔质量。将 b_B 代入拉乌尔公式整理得

$$M_B = \frac{1\,000 K_f \times m_B}{\Delta T \times m_A}$$

式中，K_f 是冰点降低常数。它仅决定溶剂的性质，而与溶质的性质无关，不同的溶剂有不同的 K_f 值。

三、仪器与试剂

仪器：$\frac{1}{10}$刻度温度计、玻璃棒、烧杯、大试管、脱脂棉。

试剂：葡萄糖、粗盐、冰。

四、实验内容

1．测葡萄糖溶液的冰点

（1）准备工作在大烧杯中，装入碎冰和少量水（两者约占烧杯中总体积 3/4），再加入适量粗盐作降温冷却用。

（2）在分析天平上先准确称量称量纸的质量，再用加重法称取葡萄糖 2.3 ~ 2.5 g（精密称量至小数点后三位）。

（3）测葡萄糖溶液的冰点。将称量的葡萄糖倒入干燥的大试管中，并注意使纸上葡萄糖完全进入管内。然后用 25 ml 移液管准确吸取 25 mL 蒸溜水沿管壁加入。轻轻振荡（注意切勿溅出）待葡萄糖完全溶解后，塞上塞子（包括温度计和玻璃棒）后插入冰浴中（见图 22-2），用玻璃棒搅动冰水液，同时以另一支玻璃棒轻轻地搅拌溶液，避免碰到大试管管壁与温度计。降温过程中会产生过冷现象（即到冰点时并不结冰），当温度继续下降至某一温度后又迅速上升至某一温度而达恒定时的温度即为冰点，通过放大镜读出准确读数。

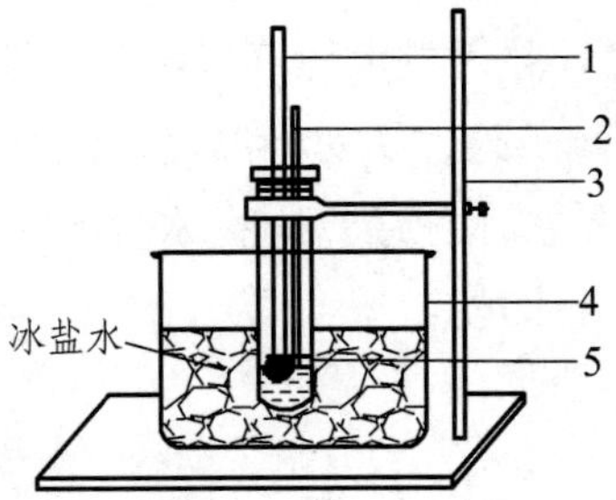

图 22-2　冰点测定装置

1—温度计；2—搅拌棒；3—铁架台；4—烧杯；5—测量管

冰点的测定须重复两次，两次测定结果的差值不超过 0.02 °C（否则测第三次）。溶液的冰点取两次结果的平均值。

2．测水的冰点

洗净大试管，用蒸馏水同上法测定水的冰点。

3．数据记录及结果处理

（1）将测定数据记录入表 22-1。

表 22-1　数据记录表

测定次数	冰点（°C）		溶质质量（g）	溶剂质量（g）	ΔT_f（°C）
	蒸馏水	葡萄糖溶液			
1					
2					
3					
计算 $M_B=\dfrac{1\,000K_f\times m_B}{\Delta T\times m_A}$					

（2）计算葡萄糖的分子量。

（3）计算实验值与理论值的相对误差。

五、注意事项

（1）大试管需干燥。

（2）葡萄糖需定量转移至大试管内。

（3）定量的溶液放入大试管时，避免液体溅出管外。

（4）用 1/10 刻度温度计测量，并用放大镜读取温度计读数。

（5）温度计前端的玻璃球极薄易碎，切勿将温度计代替搅棒用。

（6）测纯水冰点时，温度计易被冰冻结，应将冰熔解后再取出温度计。

（7）大试管必须洗净后再测纯水冰点。

六、思考题

（1）什么叫冰点？纯溶剂的冰点与溶液的冰点有什么不同？

（2）溶液的冰点为什么低于纯溶剂的冰点？稀溶液冰点下降值遵循什么规律？

（3）本实验为什么要用冰盐水作冷冻环境？只用冰可以吗？

（4）本实验为什么要测纯溶剂的冰点？

（5）能否用冰点降低法测定挥发性物质的摩尔质量？

实验二　用液体饱和蒸气压法测定摩尔汽化焓

一、实验目的

（1）掌握图解法求乙醇的平均摩尔汽化焓。
（2）熟悉真空泵、恒温槽及气压计的使用。
（3）了解用静态法测定蒸气压的原理。

二、实验原理

液体的饱和蒸气压与温度的关系可用克拉伯龙方程表示：

$$\frac{dp}{dT}=\frac{\Delta_{vap}H_m}{T\times\Delta V_m}$$

式中，dp 为饱和蒸气压变化值；dT 为温度变化值；ΔV_m 为摩尔体积变化值；$\Delta_{vap}H_m$ 为摩尔汽化焓。

假设蒸气为理想气体，在实验温度范围内摩尔汽化焓 $\Delta_{vap}H_m$ 为常数，忽略液体体积，则对上式积分可得克拉伯龙-克劳修斯方程：

$$\lg p=-\frac{\Delta_{vap}H_m}{2.303RT}+C$$

式中，p 为液体在温度 T 时的饱和蒸气压；C 为积分常数。

根据克拉伯龙-克劳修斯方程，以 $\lg p$ 对 $1/T$ 作图可得到一直线，其斜率 $m=-\frac{\Delta_{vap}H_m}{2.303R}$，由此可求得 $\Delta_{vap}H_m$，如图 22-3 所示。

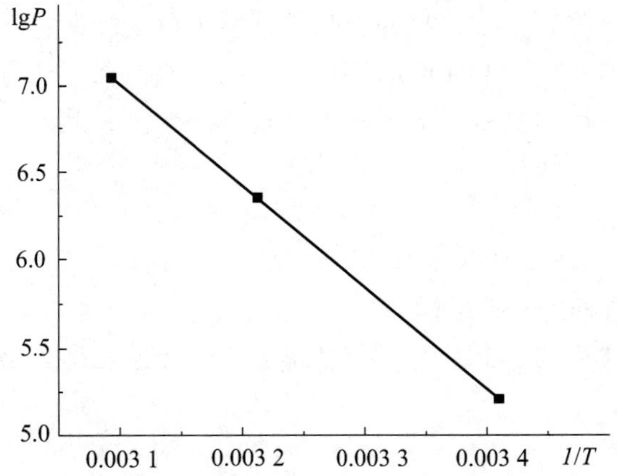

图 22-3　lg$p$-1/T 图

测定液体饱和蒸气压的方法有静态法、动态法和饱和气流法。

本实验采用静态法，用等压计在不同温度下测定乙醇的饱和蒸气压。通过调节外压以平衡液体的蒸气压，测出外压就能直接得到该温度下液体的饱和蒸气压，其实验装置如图 22-4 所示。

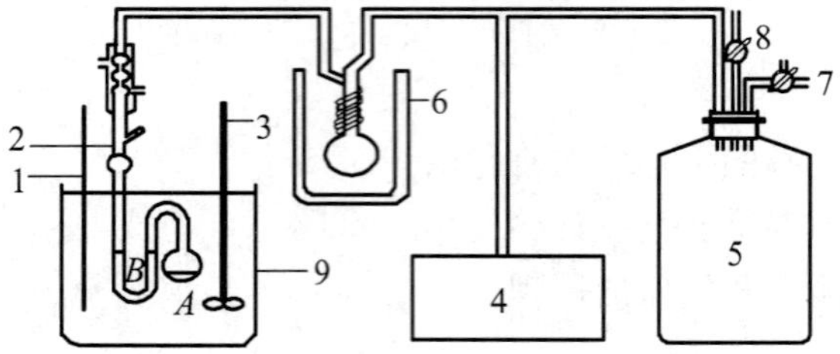

图 22-4　纯液体饱和蒸气压测定装置图

1—温度计；2—等位计；3—搅拌器；4—低真空测压仪；5—稳压瓶；6—冷阱；7—抽气阀；8—进气阀；9—恒温槽；A—样品球；B—U 形管

三、仪器及试剂

仪器：真空泵、缓冲瓶、干燥塔、恒温槽、冷阱、等压计、低真空测压仪、等位计、温度计、恒温槽、搅拌器、U 形管、球形冷凝管、样品球、橡皮筋。

试剂：无水乙醇。

四、实验内容

1．恒温调节

设定目标温度 20 °C，打开搅拌器，恒温加热。

2．检　漏

将烘干的等压计与冷凝管连接，打开冷却水，关闭放空管，打开真空泵及抽真空阀，调节真空测压仪，使压差为 4 ~ 5.3 kPa（负压检漏）。关闭真空阀，注意观察压力测量仪的数字变化。如果系统漏气，则压力测量仪的显示数值将逐渐变小，此时应分段检查，寻找漏气部位，设法消除。

3. 装　样

取下等压计，烤热盛样球，排尽样品球内的空气。从上口加入无水乙醇，若样品球冷却，则烤热后再装，装至球体积的 2/3 为止。在 U 形管中加无水乙醇作液封。

4. 测定饱和蒸气压

等压计与冷凝管接好并用橡皮筋固定，置于 20 °C 恒温槽中；开动真空泵，缓缓开启抽真空阀，使等压计中液体缓缓沸腾，排尽其中的空气，关闭抽气阀，缓缓开启进气阀，调节U形管，使两侧液面等高，从压力测量仪上读出 Δp 及恒温槽中的 T 值。再抽气，调节等压管双臂液面等高，重读压力差，当两次的压力差读数误差为 0.1% 时，表示样品球液面上的空间已全部被无水乙醇蒸气充满，记下压力测量仪上的读数。用相同方法测定 25 °C、30 °C、35 °C、40 °C 时无水乙醇的蒸气压。

5. 记　录

实验完成后，缓缓打开进气阀，使内部气压与大气压强相等，读取并记录室温和大气压强。

五、数据处理

（1）将测得数据及计算结果填入表 22-2 中。

表 22-2

项　目	Δp（Pa）	$p = p_0 - \Delta p$（Pa）	$\lg p$	$1/T$（K^{-1}）
20 °C				
25 °C				
30 °C				
35 °C				
40 °C				

（2）根据实验数据作出 $\lg p$-$1/T$ 图。

（3）从 $\lg p$-$1/T$ 直线上求出无水乙醇在实验温度范围内的平均摩尔汽化焓，并将计算结果与文献值进行比较，讨论其误差来源。

六、注意事项

（1）在整个实验过程中，应保持等压计样品球液面上的空气排尽。

（2）抽气的速度要适中，防止等压计内液体剧烈沸腾，致使U形管内液封被抽尽。

（3）测定过程中恒温槽的温度波动需控制在 ± 0.1 °C。

（4）应防止U形管内液体倒灌入样品球内，带入空气，使实验数据偏大。

（5）实验结束时，必须将体系放空，使系统内保持常压。

七、思考题

（1）为什么样品球和U形管中的空气要排除尽？如何防止空气倒灌？

（2）如何读取U形压力计两臂的压差数值？所读数值是否为纯水的饱和蒸气压？

（3）引起本实验误差的因素有哪些？

第二十三章　化学动力学实验技术

第一节　基本概念

一、化学反应速率

化学反应速率的定义：在单相反应（均相反应，homogeneous reaction）中，反应速率一般以在单位时间、单位体积中反应物的量的减少或产物的量的增加来表示，即浓度对时间的变化率：

$$r = \frac{|\Delta n_B|}{\Delta t} \tag{23-1}$$

式中，r 为化学反应速率；Δt 为时间变化值；$|\Delta n_B|$ 为物质 B 的物质的量变化值。

二、速率方程

速率方程：用实验方法测定反应速率受反应物的物质的量或浓度影响的定量方程。

微分速率方程：恒温下以微分形式表达的反应速率 r 与各反应组分浓度的函数关系式，又称为反应的速率方程（Rate Equation）：

$$r = f(c) \tag{23-2}$$

速率方程也可用积分形式表达为反应组分浓度与时间的函数关系式，称为反应的积分速率方程或动力学方程（Kinetic Equation）：

$$c = f(t) \tag{23-3}$$

第二节　简单反应级数的动力学

一、反应级数与速率常数

1. 反应级数

速率方程中各物质浓度的指数或指数和称为反应级数。所有反应物的级数之和，称为该反应的总级数或反应级数（Order of Reaction）。

例如，反应 $aA+dD+eE+\dots \longrightarrow gG$ 反应速率方程具有反应物浓度幂乘积的形式：

$$r_A=-\frac{dc_A}{dt}=k_A c_A^{\alpha} c_D^{\delta} c_E^{\varepsilon}\cdots \tag{23-4}$$

式中，r_A 为 A 物质的反应速率；α、δ、$\varepsilon\cdots$为实验测得的各反应物的级数；k_A 为速率常数。

反应的总级数：$n=\alpha+\delta+\varepsilon+\cdots$

2. 反应级数的意义

反应级数表示反应速率与反应物物质的量浓度的关系。

（1）零级反应表示反应速率与反应物物质的量浓度无关。

（2）一级反应表示反应速率与反应物物质的量浓度的一次方成正比。

（3）二级反应表示反应速率与反应物物质的量浓度的二次方成正比。

3. 反应级数的确定

速率方程中反应物浓度的指数（反应级数）不能根据化学计量式中相应物质的计量系数推测，只能根据实验来确定，确定反应级数之后，就能确定反应速率常数。

（1）尝试法

对于所研究的化学反应，如果能够测得体系中某组分在不同时刻的浓度，就可以根据简单级数反应的第一、第二级动力学特征确定反应级数，计算速率常数。根据第一级动力学特征，以 $\ln C$ 对时间 t 作图，就可以确定反应级数。

（2）初速率法

在一定条件下，反应开始的瞬时速率为初始速率。由于反应刚刚开始，逆反应和其他反应的干扰小，能较真实地反应出反应物浓度对反应速率的影响，具体的操作是：将反应物按不同组成配制成一系列混合物；对某一系列不同组成的混合物来说，先只改变一种反应物 A 的浓度，保持其他反应物浓度不改变；在某一温度下开始反应后，记录在一定时间间隔内反应物 A 浓度的变化，然后作图，确定瞬时速率；也可控制反应条件，使反应时间间隔足够短，以使反应物 A 的浓度变化很小，这时的平均速率可被作为瞬时速率；若能得到至少两个不同条件（其他反应物浓度不变）的瞬时速率，就可确定反应物 A 的级数。用同样的方法，可确定其他反应物的级数。这种由反应物初始浓度的变化确定反应速率和速率方程式的方法，称为初速率法。

4. 速率常数

速率方程 $r=kc_{H_2}c_{I_2}$ 中，比例常数 k 称为反应速率常数（Reaction-rate Constant）或比反应速率（Specific Reaction Rate），简称速率常数或比速率。

（1）速率常数 k 表示单位浓度时的反应速率。

（2）速率常数 k 的大小取决于反应物的性质，与浓度无关，只是温度的函数。速率常数越大，反应速度越快；速率常数越小，反应速度越慢。k 的量纲随着反应级数的不同而不同。

二、温度对化学反应速率的影响

化学反应速率与温度的定量关系是瑞典化学家阿伦尼乌斯（Arrhenius）于 1889 年在大量实验事实的基础上得出的经验方程——阿伦尼乌斯公式［式（23-5）］。从该式可以看出不论是放热反应还是吸热反应，化学反应的速率均随温度的升高而增大。

$$k = Ae^{\frac{-E_a}{RT}} \text{ 或 } \ln k = -\frac{E_a}{RT} + \ln A \tag{23-5}$$

式中，k 为速率常数；A 为指前因子，具有速率常数的量纲；E_a 为活化能，具有能量的量纲；R 为气体常数，数值为 8.314 $J \cdot K^{-1} \cdot mol^{-1}$；$T$ 为绝对温度。

第三节　实验项目

实验一　活化能的测定及温度对化学平衡的影响

一、实验目的

（1）通过测定过二硫酸铵与碘化钾反应的反应速率的方法求活化能。
（2）熟悉反应级数的计算。
（3）了解浓度、温度和催化剂对反应速率的影响。

温度对化学反应平衡的影响

二、实验原理

在均相反应中，反应速率取决于反应物的性质、浓度、温度和催化剂。反应速率的快慢可以用单位时间内反应物浓度的减少或生成物浓度的增加来表示，本实验利用不同浓度的 $(NH_4)_2S_2O_8$ 氧化 KI 生成 I_2，I_2 与淀粉生成蓝色络合物作为反应完成的标志，出现蓝色的时间越短，表明反应速率越快，反之亦然。

在水溶液中，$(NH_4)_2S_2O_8$ 与 KI 发生反应：

$$S^2O_8^{2-} + 2I^- = 2SO_4^{2-} + I_2 \tag{23-6}$$

这个反应的平均反应速率可用下式表示：

$$r = \frac{\Delta c(S_2O_8^{2-})}{\Delta t} = k \times c(S_2O_8^{2-})^m \times c(I^-)^n$$

式中，r 为平均反应速率；$\Delta c(S_2O_8^{2-})$ 为 Δt 时间内 $S_2O_8^{2-}$ 的浓度变化；$c(S_2O_8^{2-})$ 和 $c(I^-)$ 分别为

$S_2O_8^{2-}$ 和 I^- 的起始浓度；k 为反应速率常数；m 和 n 则为反应级数。

为了测定 Δt 时间内 $S_2O_8^{2-}$ 的浓度变化，将（NH_4）$_2S_2O_8$ 溶液和 KI 溶液混合的同时，加入一定体积的已知浓度的 $Na_2S_2O_3$ 溶液和淀粉溶液，这样在反应式（23-6）进行的同时，还发生以下反应：

$$2S_2O_3^{2-} + I_2 = S_4O_6^{2-} + 2I^- \qquad (23\text{-}7)$$

反应式（23-7）的速率比反应式（23-6）快得多，所以由反应式（23-6）生成的 I_2 立即与 $S_2O_3^{2-}$ 作用，生成了无色的 $S_4O_6^{2-}$ 和 I^-。而随着 $Na_2S_2O_3$ 耗尽，反应式（23-6）生成的微量 I_2 迅速与淀粉作用，使溶液显蓝色。

从反应式（23-6）和式（23-7）可以看出，$S_2O_8^{2-}$ 减少 1 mol 时，$S_2O_3^{2-}$ 减少 2 mol，则

$$\Delta c(S_2O_8^{2-}) = \frac{\Delta c(S_2O_8^{2-})}{2}$$

记录从反应开始到溶液出现蓝色所需要的时间 Δt。由于在 Δt 时间内 $S_2O_3^{2-}$ 全部耗尽，所以 $\Delta c(S_2O_3^{2-})$]实际上就是反应开始时 $Na_2S_2O_3$ 的浓度，则

$$r = \frac{\Delta c(S_2O_8^{2-})}{\Delta t}$$

对反应速率表示式 $r = k \times c(S_2O_8^{2-})^m \times c(I^-)^n$ 两边取对数，得

$$\lg r = m \lg c(S_2O_8^{2-}) + n \lg c(I^-) + \lg k$$

当 $c(I^-)$ 不变时，以 $\lg r$ 对 $\lg c(S_2O_8^{2-})$ 作图，可求得斜率 m。同理，当 $c(S_2O_8^{2-})$ 不变时，以 $\lg r$ 对 $\lg c(I^-)$ 作图，可求得 n。

求出 m 和 n 后，可由

$$k = \frac{r}{c(S_2O_8^{2-})^m \times c(I^-)^n}$$

求得反应速率常数 k。

反应速率常数 k 与反应温度 T 一般有以下关系：

$$\lg k = -\frac{E_a}{2.303RT} + \lg A$$

式中，E_a 为反应的活化能；R 为摩尔气体常数；T 为热力学温度。测出不同温度时的 k 值，以 $\lg k$ 对 $1/T$ 作图，可得到一条直线，由直线斜率 $\left(-\frac{E_a}{2.303R}\right)$ 可求得反应的活化能 E_a。

三、仪器与试剂

仪器：秒表、温度计、循环水浴、150 mL 烧杯、100 mL 量筒、平衡仪、制冰机。

试剂：0.02 mol/L $(NH_4)_2S_2O_8$、0.2 mol/L KI、0.01 mol/L $Na_2S_2O_3$、0.2 mol/L KNO_3、

0.2 mol/L $(NH_4)_2SO_4$、0.2% 淀粉溶液、冰。

四、实验内容

1. 求反应速率常数 *k*

在室温下分别量取 20 mL 0.2 mol/L KI 溶液，8 mL0.01 mol/L $Na_2S_2O_3$ 溶液和 4 mL 0.2% 淀粉溶液，加入 150 mL 烧杯中，混合均匀。再用量筒量取 20 mL 0.2 mol/L $(NH_4)_2S_2O_8$ 溶液，快速加入烧杯中，并不断搅拌，同时打开秒表。当溶液刚生成蓝色络合物时，立即停秒表，记录时间及室温。

用同样的方法按表格中的用量进行另外四次实验，为了使每次实验中溶液的离子强度和总体积保持不变，不足的量分别用 0.2 mol/L KNO_3 溶液和 0.2 mol/L（NH_4）$_2SO_4$ 溶液补足。

计算出各实验中的反应速率 r，并填入表 23-1 中。

用表中实验Ⅰ、Ⅱ、Ⅲ的数据以 $\lg r$ 对 $\lg c(S_2O_8^{2-})$ 作图，求出斜率 m；用实验Ⅰ、Ⅳ、Ⅴ的数据以 $\lg r$ 对 $\lg c(I^-)$ 作图，求出斜率 n。

求出 m 和 n 后，再算出各实验的反应速率常数 k，把结果填入表 23-1 中。

表 23-1 浓度对化学反应速率的影响

实验序号		Ⅰ	Ⅱ	Ⅲ	Ⅳ	Ⅴ
反应温度（K）						
试剂用量（mL）	0.2 mol/L（NH_4）$_2S_2O_8$ 溶液	20	10	5	20	20
	0.2 mol/L KI 溶液	20	20	20	10	5
	0.01 mol/L $Na_2S_2O_3$ 溶液	8	8	8	8	8
	0.2% 淀粉溶液	4	4	4	4	4
	0.2 mol/L KNO_3 溶液	/	/	/	10	15
	0.2 mol/L$(NH_4)_2SO_4$ 溶液	/	10	15	/	/
起始浓度（mol/L）	$(NH_4)_2S_2O_8$ 溶液					
	KI 溶液					
	$Na_2S_2O_3$ 溶液					
反应时间 $\Delta t(s)$						
$\Delta c(S_2O_8^{2-})$（mol/L）						
反应的平均速率 $r=\dfrac{\Delta c(S_2O_8^{2-})}{\Delta t}$						
反应速率常数 $k=\dfrac{r}{c(S_2O_8^{2-})^m \times c(I^-)^n}$						

2. 温度对化学反应速度的影响

在 150 mL 烧杯中加入 10 mL 0.2 mol/L KI 溶液、4 mL0.2% 淀粉溶液、8 mL 0.01 mol/L $Na_2S_2O_3$ 溶液和 10 mL 0.2 mol/L KNO_3 溶液。在另一烧杯中加入 20 mL 0.2 mol/L

$(NH_4)_2S_2O_8$溶液，并把两个烧杯同时放在冰水浴中冷却。等烧杯中的溶液都冷却到 0 °C 时，把 $(NH_4)_2S_2O_8$ 加入 KI 等混合溶液中，不断搅拌，同时打开秒表。当溶液刚生成蓝色络合物时，立即停秒表，记录反应时间。在 10 °C、20 °C、30 °C 条件下，重复以上实验，得到 0 °C、10 °C、20 °C、30 °C 下的反应时间。求出不同温度的反应速度及反应速率常数，把数据及计算结果填入表 23-2 中。

表 23-2　温度对化学反应速率的影响

实验序号	Ⅰ	Ⅱ	Ⅲ	Ⅳ
反应温度（°C）				
反应时间（*s*）				
反应速率（*t*）				
反应速度常数（*k*）				
1g*k*				
1/*T*				

用表中各次实验的 1g*k* 对 1/*T* 作图，求出反应（1）的活化能。

3. 温度对化学平衡的影响

取一个带有两个玻璃球的平衡仪（平衡双球），如图 23-1 所示，其中二氧化氮和四氧化二氮处于平衡状态，其反应如下：

$$2NO_2 = N_2O_4 + 57\ \text{kJ}$$

NO_2 为深棕色气体，N_2O_4 为无色气体。这两种气体的混合物则依二者的相对含量不同而具有淡棕至深棕色。

将一只玻璃球浸入热水中，另一只玻璃球浸入冷水中，观察两只玻璃球中气体颜色的变化。把实验结果填入表 23-3 中。

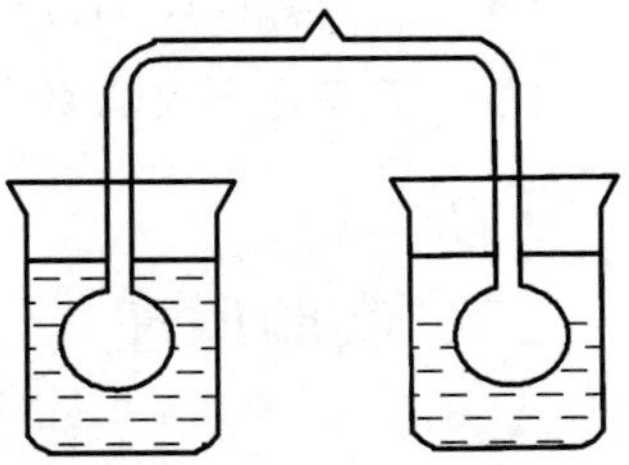

图 23-1　平衡仪

表 23-3　温度对化学平衡的影响

平衡球	气体颜色变化	化学平衡移动的方向
热水		
冷水		

根据实验结果讨论温度对化学平衡的影响。

五、注意事项

（1）因本实验是利用 $S_2O_3^{2-}$ 的浓度来衡量反应产生的 I_2，从而计算消耗的 $S_2O_3^{2-}$ 浓度，因此，加入 $Na_2S_2O_3$ 的量是本实验成败的关键。

（2）求得的 5 个 *k* 值其最大值和最小值之间的差值不得超过 0.5。

六、思考题

（1）什么是化学反应速率，影响化学反应速率的因素有哪些？本实验中试液浓度、温度对反应速率的影响如何？

（2）能否根据反应方程式确定反应级数？

（3）为什么反应物混合时要加定量的 $Na_2S_2O_3$？

（4）为什么用 KNO_3 和（NH_4）$_2SO_4$ 溶液补足溶液的体积？能否用水补充？

实验二　蔗糖水解反应速率常数的测定

一、实验目的

（1）根据物质的旋光性质研究蔗糖水解反应，测定蔗糖转化反应的速率常数和半衰期。

（2）了解该反应的反应物浓度与旋光度之间的关系。

（3）了解旋光仪的基本原理，掌握旋光仪的使用方法。

旋光法测定蔗糖转化反应的速率常数

二、实验原理

蔗糖在水中转化成葡萄糖和果糖，反应式如下：

$$\underset{(右旋)}{C_{12}H_{22}O_{11}(蔗糖)} + H_2O \longrightarrow \underset{(右旋)}{C_6H_{12}O_6(葡萄糖)} + \underset{(左旋)}{C_6H_{12}O_6(果糖)}$$

为使水解反应加速，常以 H^+ 为催化剂，故在酸性介质中进行。水解反应中虽然有部分水分子参加了反应，但与溶质浓度的改变相比可以认为水的浓度恒定，催化剂氢离子浓度也保持不变，故反应速率只与蔗糖浓度有关，可视为一级反应，其速率方程为：

$$-\frac{\mathrm{d}c}{\mathrm{d}t} = kc$$

积分得

$$\ln\frac{c_0}{c} = kt \tag{23-8}$$

式中，c_0 为蔗糖初始浓度；c 为 t 时刻蔗糖浓度；t 为时间；k 为速率常数。

从式（23-8）可看出在不同的时间测定反应物的浓度，并以 $\ln c$ 对 t 作图得到一条直线，由直线斜率求得反应速率常数。

由于蔗糖是右旋的，水解混合物是左旋的，偏振面的转移角度称为旋光度，以 α 表示。溶液的旋光度与溶液中所含旋光物质的种类、浓度、液层厚度、光源波长及反应时的温度等因素有关。当其他条件固定时，旋光度 α 与反应物浓度 c 成线性关系：

$$\alpha = \beta c \qquad (23\text{-}9)$$

式中，β 为与物质的旋光能力、溶液厚度、溶剂性质、光源波长、反应温度等有关系的常数。物质的旋光能力用比旋光度【α】来表示。蔗糖是右旋性物质，葡萄糖也是右旋性物质，果糖是左旋性物质，它们的比旋光度为

$$【\alpha_{蔗}】_{D}^{20°C} = 66.65°,\ 【\alpha_{葡}】_{D}^{20°C} = 52.5°,\ 【\alpha_{果}】_{D}^{20°C} = -91.9°$$

正值右旋，负值左旋，D 为钠光灯源。

旋光度与浓度成正比，且溶液的旋光度为各组成旋光度之和。若以 α_0，α_t，α_∞ 分别为反应时间 0, t, ∞ 时溶液的旋光度，则可得出

$$c_0 \propto (\alpha_0 - \alpha_\infty),\ c_t \propto (\alpha_t - \alpha_\infty) \qquad (23\text{-}10)$$

式中，$\ln(\alpha_t - \alpha_\infty)$ 对 t 作图，所得直线的斜率即可求得反应速度常数 k。

一级反应式的半衰期则用下式求取：

$$t_{1/2} = \frac{\ln 2}{k} = \frac{0.693}{k}$$

三、仪器与试剂

仪器：旋光仪（带旋光管）、超级恒温水浴、普通水浴锅、锥形瓶、移液管、秒表。

试剂：HCl、蔗糖。

四、实验内容

1. 实验准备

用电子天平粗称蔗糖 10 g，放入锥形瓶中，准确移入 50 mL 蒸馏水，搅拌，使蔗糖溶解备用。将恒温水浴调节到 25 °C 恒温（夏天适当调高，并可将反应溶液按 50 mL 蔗糖溶液加 25 mL HCl 溶液配制），然后将旋光管口外套接上恒温水。

2. 旋光仪零点调节

在旋光管中注入纯水，放入旋光仪暗箱中，开启旋光仪电源预热 10 min，待钠光灯稳定后，开启测量开关，光频显示值应为 00.000，若显示值不为 00.000，可按清零键使其归零。

3. 蔗糖水解过程中 α_t 的测定

用移液管取 25 mL 蔗糖溶液，50 mL 2 mol/L HCl 溶液，分别注入两个 100 mL 干燥的锥形瓶中，并将此二锥形瓶同时置于恒温槽中恒温 10 ~ 15 min，待恒温后，取 25 mL 2 mol/L

的 HCL 溶液加到盛有蔗糖溶液的锥形瓶中混合，并在 HCl 溶液加入到一半时开动秒表作为反应的开始时间，不断震荡摇动锥形瓶，迅速取少量混合液清洗旋光管 2 次，然后以此混合液注满旋光管，盖好玻璃片，旋紧套盖，檫洗旋光管两端的玻璃片，立刻置于旋光仪中，盖上箱盖，仪器数显窗将显示出该样品的旋光度。反应开始第 2 min 时读取第一个数据，第 5 min 是读取第二个数据，之后每 5 min 读取一次数据，一直测量到旋光度为负值为止或一直做到反应 90 min 为止。

4. α_{∞} 的测定

在进行第 3 步的同时，将步骤 3 中剩余的混合液置于 60 ~ 70 °C 水浴内恒温 60 min 以上，使其加速反应至完全，然后取出，冷却至水浴温度，测其旋光度，此值即可认为是 α_{∞}。

5. 数据记录与处理

该实验数据记录于表 23-4 中，并进行处理。

表 23-4　蔗糖浓度：　　g/L；盐酸浓度：　　mol/L

t/min	5	10	15	20	25	30	35	40	45	∞
α_t										
$\alpha_t - \alpha_{\infty}$										
$\ln(\alpha_t - \alpha_{\infty})$										

（1）根据表 23-4 数据，用 $\ln(\alpha_t - \alpha_{\infty})$ 对 t 作图，由直线斜率求出反应速率常数 k（直线斜率的相反数即为速率常数 k）。

（2）计算反应的半衰期 $t_{1/2}$。

五、注意事项

（1）旋光仪开机后要先预热再使用。

（2）测定时液体需要注满旋光管，套盖需要旋紧，检查是否漏液和有气泡。

（3）计时开始后，秒表一经启动，勿停，直至实验完毕。

六、思考题

（1）蔗糖溶液为什么可以粗略配制？

（2）蔗糖的转化速度和哪些因素有关？

（3）反应开始时，为什么将盐酸溶液倒入蔗糖溶液中，而不是相反？

实验三　金霉素水溶液的稳定性及有效期预测

一、实验目的

（1）掌握化学反应动力学方程和温度对化学反应速率常数的影响。
（2）熟悉药物的结构特点及影响稳定性的因素。
（3）了解药物含量的测定方法，设计化学动力学实验。

二、实验原理

金霉素在酸性溶液中变成脱水金霉素这个反应在一定时间范围内属于一级反应，生成的脱水金霉素在酸性溶液中呈橙黄色，其光密度 E 与脱水金霉素的浓度成正比。我们利用这一颜色反应来测定金霉素在酸性溶液中变成脱水金霉素的动力学。按一般反应动力学方程式：

$$k=\frac{2.303}{t}\lg\frac{C_0}{C}\quad 或\quad \lg\frac{C_0}{C}=\frac{kt}{2.303}$$

式中，C_0 为 $t=0$ 时反应物的浓度；C 为反应到 t 时浓度的变化值，即 $C=C_0-X$。代入上式：

$$\lg\frac{C_0-x}{C_0}=-\frac{kt}{2.303}$$

在酸性情况下，测定溶液光密度的变化，用 E_∞ 表示金霉素完全变成脱水金霉素的光密度、E_t 代表在 t 时部分金霉素变成脱水金霉素的光密度，则公式中可用 E_∞ 代替 C_0，$(E_\infty-E_t)$ 代替 (C_0-X)。此实验 E_∞ 值与过氧化氢分解实验相似，请参照其数据处理方法，自行推导该反应的动力学方程。实验可在不同温度下进行，求出不同温度下的 k 值，根据 Arrhenius 公式：$k=Ae^{-\frac{E_\alpha}{RT}}$。

用 $\lg k$ 对 $1/T$ 作图，得一直线，将直线外推到 25 °C（即 $\frac{1}{289}=3.36\times10^{-3}$ 处），即可得到 25 °C 时的 k 值。再计算室温储存有效期。

$$有效期\ t_{0.9}^{25°C}=\frac{0.105}{k_{25°C}}$$

三、仪器与试剂

仪器：烧杯、安瓿、滴定管、电子天平、pH 计、恒温槽、酒精喷灯、分光光度计、容量瓶。

试剂：冰、盐酸金霉素。

四、实验内容

（1）溶液配制：首先测定蒸馏水的 pH，调 pH = 6，然后称取金霉素约 200 mg，用 pH = 6 的蒸馏水配成 250 mL 溶液。

（2）将配好的待测液用滴定管分装入安瓿中每支安瓿装 10 mL 待测液，而后熔封安瓿。

（3）将恒温水浴分别调节到 65 °C，75 °C、80 °C、85 °C，每个水浴中各放入 6 支安瓿。在 65 °C 恒温的安瓿，每隔 20 分钟取一支；在 75 °C 恒温的安瓿，每隔 15 分钟取一支，在 80 °C，85 °C 恒温的安瓿，每隔 10 分钟取一支。均用冰水迅速冷却，然后在波长 $\lambda = 450$ nm 下，测其光密度，并以配制的原液作空白液。

（4）数据记录及结果处理填入表 23-5 中。

表 23-5

65 °C		75 °C		80 °C		85 °C	
t/分	E_t	t/分	E_t	t/分	E_t	t/分	E_t

依据所推导的公式求出各温度下的 k，并填入表 23-6。

表 23-6

t/°C	65	75	80	85
$1/T$				
k				
$\ln k$				

用 $\ln k$ 对 $\dfrac{1}{T}$ 作图，将直线外推到 25 °C，求出 25 °C 时的 k，再计算室温储存有效期。

五、注意事项

（1）酒精喷灯使用时注意安全，持续点燃 30 min 后需要熄灭酒精喷灯进行冷却后方可使用。

（2）测定用水需要用纯水，并调节 pH = 6。

（3）恒温浴槽的温度需要外加温度计进行校正。

六、思考题

（1）药品有效期的定义。

（2）确定药品有效期的方法有哪些？

实验四　乙酸乙酯的制备和皂化反应速率常数的测定

一、实验目的

（1）掌握实验室制备羧酸酯的方法和电导仪的使用方法。

（2）熟悉蒸馏、萃取操作和测定乙酸乙酯皂化反应的速率常数及活化能的测定方法。

（3）了解酯化反应的机理和二级反应的特点。

乙酸乙酯的制备

乙酸乙酯皂化反应速率常数的测定

二、实验原理

乙酸乙酯可由乙酸或其衍生物与乙醇反应制取，也可由乙酸钠与卤乙烷反应来合成等。其中最常用的方法是在酸催化下由乙酸和乙醇直接酯化法。常用浓硫酸、氯化氢、对甲苯磺酸或强酸性阳离子交换树脂等作催化剂。若用浓硫酸作催化剂，其用量是醇的 0.3% 即可。其反应为：

主反应：$CH_3COOH + CH_3CH_2OH \xrightleftharpoons{H_2SO_4} CH_3COOCH_2CH_3 + H_2O$

副反应：$2\,CH_3CH_2OH \xrightleftharpoons{H_2SO_4} CH_3CH_2OCH_2CH_3 + H_2O$

$CH_3CH_2OH \xrightarrow{H_2SO_4} CH_2{=}CH_2 + H_2O$

酯化反应为可逆反应，提高产率的措施有：① 加入过量的乙醇。② 在反应过程中不断蒸馏出生成的酯和水，促进平衡向生成酯的方向移动。

乙酸乙酯皂化反应速率与反应物浓度的二次方成正比的反应为二级反应，其速率方程为：

$$-\frac{dc}{dt} = k_2 c^2 \tag{23-11}$$

将速率方程积分可得动力学方程：

$$\int_{c_0}^{c} -\frac{dc}{c^2} = \int_0^t k_2 dt$$

$$\frac{1}{c}-\frac{1}{c_0}=k_2t \tag{23-12}$$

式中，c_0 为反应物的初始浓度；c 为 t 时刻反应物的浓度；k_2 为二级反应的速率常数。

以 $1/c$ 对时间 t 作图应为一直线，直线的斜率即为 k_2。

对大多数反应，反应速率与温度的关系可用阿伦尼乌斯经验方程来表示，即

$$\ln k=\ln A-\frac{E_a}{RT} \tag{23-13}$$

式中，E_a 为阿伦尼乌斯活化能或叫反应活化能；A 为指前因子；k 为速率常数。

实验中若测得两个不同温度 T_1、T_2 下的速率常数，由上式很容易得到

$$\ln\frac{k_{T_2}}{k_{T_1}}=\frac{E_a}{R}\times\frac{T_2-T_1}{T_1T_2} \tag{23-14}$$

由式（23-14）可求活化能 E_a。

乙酸乙酯皂化反应是二级反应。

$CH_3COOC_2H_5$ +	NaOH ⟶	CH_3COONa	+	C_2H_5OH
$t=0$	c_0	c_0	0	0
$t=t$	$c=c_0-x$	$c=c_0-x$	x	x
$t=\infty$	0	0	c_0	c_0

动力学方程为

$$k_2t=\frac{1}{c_0-x}-\frac{1}{c_0}$$

$$k_2=\frac{1}{tc_0}\times\frac{x}{c_0-x} \tag{23-15}$$

由式（23-15）可以看出，只要测出 t 时刻的 x 值，c_0 为已知的初始浓度，就可以算出速率常数 k_2。实验中反应物浓度比较低，反应是在稀的水溶液中进行，CH_3COONa 全部电离。在反应过程中 Na^+的浓度不变，OH^-的导电能力比 CH_3COO^-的导电能力大。随着反应的进行，OH^-不断减少，CH_3COO^-不断增加，因此可以用测量溶液的电导（G）来求算速率常数 k。体系电导值的减少量与产物浓度 x 的增大成正比：

$$x\propto G_0-G_t \tag{23-16}$$

$$c_0\propto G_0-G_\infty \tag{23-17}$$

式中，G_0 为 t=0 时溶液的电导；G_t 为时间 t 时溶液的电导；G_∞ 为反应完全（$t\to\infty$）时溶液的电导。将（23-16）、（23-17）两式代入式（23-15）得

$$k_2=\frac{1}{tc_0}\times\frac{G_0-G_t}{G_t-G_\infty}$$

整理得

$$G_t = G_\infty + \frac{1}{k_2 c_0} \times \frac{G_0 - G_t}{t}$$

实验中测出 G_0 及不同 t 时刻所对应的 G_t，用 G_t 对 $\frac{G_0 - Gt}{t}$ 作图得一直线，可由直线的斜率求出速率常数 k_2。若测得两个不同温度下的速率常数 k_{T_1}，k_{T_2} 后，可用式（23-14）求出该反应的活化能。

三、仪器与试剂

仪器：磨口玻璃仪器、分液漏斗、锥形瓶、烧杯、长颈漏斗、酒精灯、DDS-12 型电导仪、普通恒温槽、叉形电导池、移液管 25 mL、容量瓶 100 mL、移液管 1 mL、烧杯 50 mL。

试剂：冰醋酸、无水乙醇、浓硫酸、饱和碳酸钠溶液、饱和食盐水、饱和氯化钙溶液、0.0200 mol/L NaOH、乙酸乙酯、无水硫酸镁。

四、实验内容

（1）在一干燥的 50 mL 圆底烧瓶中放入 9.5 mL 无水乙醇和 6 mL 冰醋酸。再逐滴加入 2.5 mL98% 浓硫酸，混匀后，加入沸石，然后装上回流冷凝管，在冷凝管的上端安装氯化钙干燥管。

（2）用小火加热反应瓶，保持缓缓回流 1 h。待瓶内反应物冷却后，将回流装置换成蒸馏装置，加热蒸出生成的乙酸乙酯，收集 70 ~ 80 °C 的馏分。

（3）在馏出液中慢慢加入饱和碳酸钠溶液，并不断振荡，直至不再有二氧化碳产生，然后将混合液转入分液漏斗，静置 5 min，分去下层水溶液。

（4）有机层用 5 mL 饱和食盐水洗涤，再用 5 mL 饱和氯化钙溶液洗涤，最后用水洗一次，分去下层液体。

（5）将有机层倒入一干燥的锥形瓶中，用无水硫酸镁干燥。

（6）将干燥后的有机层液体进行蒸馏，收集 73 ~ 78 °C 的馏分。

（7）称重，计算产率。纯的乙酸乙酯为无色液体，b.p. 77.06 °C。

（8）乙酸乙酯制备成功后，调节恒温槽温度为 20 °C。

（9）配制 100 mL0.0200 mol/L 乙酸乙酯溶液。

（10）掌握 DDS-12 型电导仪的使用。

（11）G_0 的测定在叉形电导池中加入 25 mL 蒸馏水及 25 mL NaOH 溶液，轻轻旋紧电极塞将电导池反复倾倒几次，混合均匀后放入恒温槽内恒温 10 min，测其电导 G_0。

（12）G_t 的测定在另一个叉形电导池直支管中加入 25 mL NaOH 溶液，侧支管中加入 25 mL 乙酸乙酯溶液，轻轻旋紧电极塞，置于恒温槽中恒温 10 min，混合两支管中溶液，同时开启停表，记录反应时间，在恒温情况下测量第 5 min、10 min、15 min、20 min、25 min、

30 min 时的 G_t 值。

（13）调节恒温槽至 25 °C，其他步骤同前，测定 G_0 及 G_t 的值。

（14）实验结束后，关闭电源，取出电极，洗净后放入蒸馏水中浸泡。

（15）数据处理：

① 将 $G_t, t, \frac{G_0 - G_t}{t}$ 列表。

② 以 G_t 对 $\frac{G_0 - Gt}{t}$ 作图。

③ 由直线斜率分别求出 20 °C、25 °C 的反应速率常数 k。

④ 按阿伦尼乌斯公式求出反应活化能 E_a 值。

五、注意事项

（1）在馏出液的粗酯中含有一些乙酸，用饱和碳酸钠溶液除去。

（2）用检测溶液的 pH 至使石蕊试纸显蓝的方法，来控制加入饱和碳酸钠溶液的量。

（3）加入饱和食盐水是为了使溶液更好地分层。

六、思考题

（1）在本实验中硫酸起什么作用?

（2）为什么要用过量的乙醇?

（3）蒸出的粗乙酸乙酯中主要有哪些杂质?

（4）能否用浓氢氧化钠代替饱和碳酸钠溶液来洗涤蒸馏液?

（5）为什么先用饱和食盐水洗涤?是否可用水代替?

（6）如果 NaOH 和 $CH_3COOC_2H_5$ 起始浓度不相等，如何计算 k 值?

（7）如果 NaOH 与 $CH_3COOC_2H_5$ 溶液为浓溶液，能否用此法求 k 值？为什么?

（8）如何用化学方法测定反应速率常数?

（9）如何从实验结果来验证乙酸乙酯皂化反应为二级反应?

第二十四章　质谱实验技术

第一节　概　述

质谱法（Mass Spectrometry，MS）是应用多种离子化技术，将物质分子转化为气态离子，并按质荷比（m/z）大小进行分离记录其信息，从而进行物质结构的分析方法。根据质谱图提供的信息，可对有机化合物和无机化合物进行定量和结构分析。

在 20 世纪 80 及 90 年代，质谱法经历了两次飞跃。在此之前，质谱法通常只能测定分子量 500Da 以下的小分子化合物。20 世纪 70 年代，出现了场解吸（FD）离子化技术，能够测定分子量高达 1 500 ~ 2 000 Da 的非挥发性化合物，但重复性差。20 世纪 80 年代初发明了快原子质谱法（FAB-MS），能够分析分子量达数千的多肽。随着生命科学的发展，欲分析的样品更加复杂，分子量范围也更大，因此，电喷雾离子化质谱法（ESI-MS）和基质辅助激光解吸离子化质谱法（MALDI-MS）应运而生。目前的有机质谱和生物质谱仪，除了 GC-MS 的 EI 和 CI 源，离子化方式有大气压电离（API）（包括大气压电喷雾电离 ESI、大气压化学电离 APCI、大气压光电离 APPI）与基质辅助激光解吸电离。前者常采用四极杆或离子阱质量分析器，统称 API-MS；后者常用飞行时间作为质量分析器，所构成的仪器称为基质辅助激光解吸电离飞行时间质谱仪（MALDI-TOF-MS）。API-MS 的特点是可以和液相色谱、毛细管电泳等分离手段联用，扩展了应用范围，包括药物代谢、临床和法医学、环境分析、食品检验、组合化学、有机化学的应用；MALDI-TOF-MS 的特点是对盐和添加物的耐受能力高，且测样速度快，操作简单。

质谱法因其具有灵敏度高、响应时间短和信息量大等特点，已成为药学、生物化学、食品化学、环境化学、医学、毒学等各个领域进行分析和科学研究的重要手段，特别是色谱-质谱联用技术的逐渐成熟，使质谱法成为各类科学研究中不可或缺的有力工具。本章中所选用的实验项目即为高效液相色谱-质谱联用实验。

第二节　质谱法的基本原理和质谱仪

质谱分析是先将物质离子化，按离子的质荷比分离，然后测量各种离子谱峰的强度而实现分析目的一种分析方法。以检测器检测到的离子信号强度为纵坐标，离子质荷比为横坐标所作的条状图就是我们常见的质谱图，如图 24-1 所示。

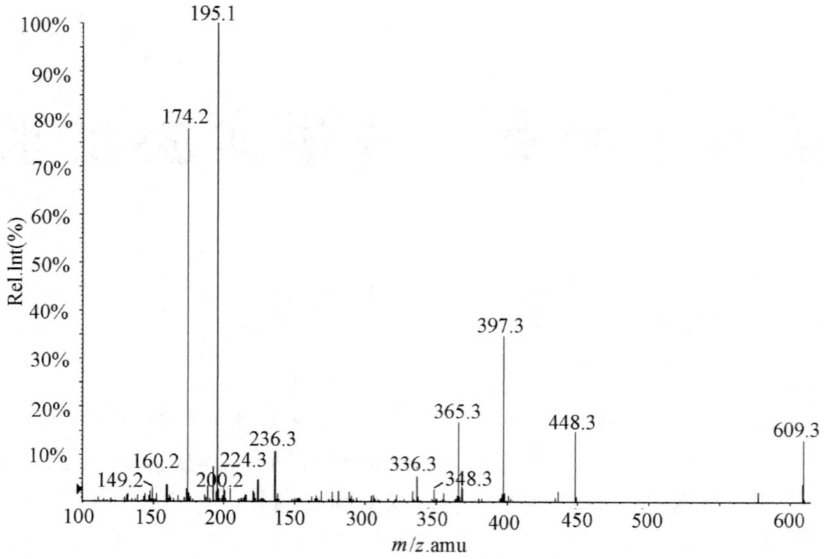

图 24-1 利血平质谱图

一、有机质谱的特点

1. 优 点

（1）定量准确。

（2）灵敏度高，常规可达 $10^{-7}\sim10^{-8}$ g，单离子检测可达 10^{-12} g。

（3）快速，分析只需几分钟甚至几秒。

（4）便于混合物分析，液质联用仪（LC/MS）、串联质谱（MS/MS）对于难分离的混合物特别有效。

（5）多功能，广泛适用于各类化合物。

2. 局限性

（1）异构体、立体化学方面区分能力差。

（2）重复性稍差，要严格控制操作条件，需专人操作。

（3）存在离子源记忆效应和污染等问题。

（4）价格昂贵，操作复杂。

二、常见术语

（1）质荷比离子质量（以相对原子量单位计）与它所带电荷（以电子电量为单位计）的

比值，写作 m/z。

（2）峰：质谱图中的离子信号通常称为离子峰或简称峰。

（3）离子丰度：检测器检测到的离子信号强度。

（4）基峰：在质谱图中，指定质荷比范围内强度最大的离子峰称作基峰。

（5）总离子流图：在选定的质量范围内，所有离子强度的总和对时间或扫描次数所作的图，也称 TIC 图。

（6）质量色谱图：指定某一质量（或质荷比）的离子其强度对时间所作的图。

（7）多电荷离子：带有 2 个或更多电荷的离子，常见于蛋白质或多肽等离子。

（8）同位素离子：由元素的重同位素构成的离子称为同位素离子。

三、质谱仪的基本构成

质谱仪的构成如图 24-2、图 24-3 所示。

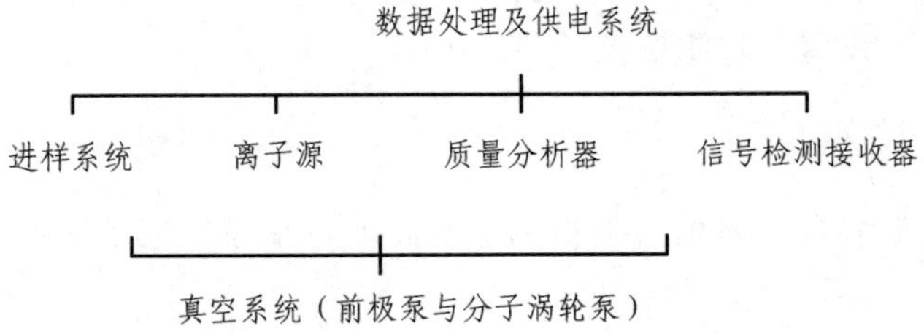

图 24-2

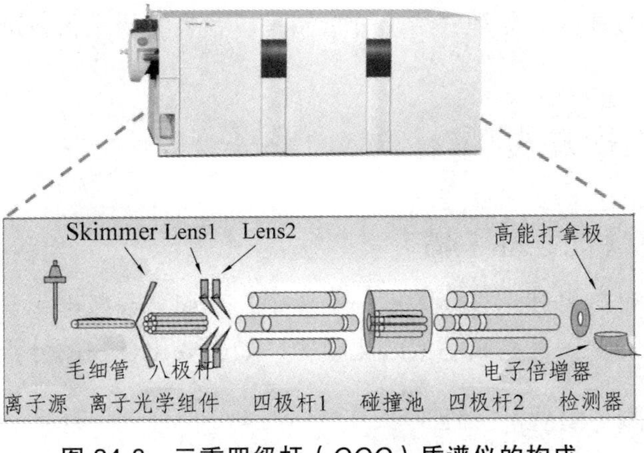

图 24-3　三重四级杆（QQQ）质谱仪的构成

1. 真空系统

质谱仪的离子源、质量分析器和检测器必须在高真空状态下工作，以减少本底的干扰，避免发生不必要的离子-分子反应，所以质谱反应属于单分子分解反应。利用这个特点，我们用液质联用的软电离方式可以得到化合物的准分子离子，从而得到分子量。由机械真空泵（前极低真空泵）、扩散泵或分子泵（高真空泵）组成真空机组，抽取离子源和分析器部分的真空。

只有在足够高的真空下，离子才能从离子源到达接收器，真空度不够则灵敏度低。

2. 进样系统

把分析样品导入离子源的装置，包括直接进样、气相色谱（GC）、液相色谱（LC）及接口、加热进样、参考物进样等。

3. 离子源

使被分析样品的原子或分子离化为带电粒子（离子）的装置，并对离子进行加速，使其进入分析器，根据离子化方式的不同，有机质谱中常用的有如下几种，其中 ESI 电喷雾电离源、APCI 大气压化学电离源和电子轰击电离 EI 最常用。一般的商品仪器中，ESI 和 APCI 接口都有正负离子测定模式可供选择，可根据样品的性质进行选择，也可两种模式同时进行。

4. 质量分析器

是质谱仪中将离子按质荷比分开的部分，离子通过分析器后，按不同质荷比（*m/z*）分开，将相同的 *m/z* 离子聚焦在一起组成质谱。目前常见的质量分析器有：四极杆质谱仪（Q）、飞行时间质谱仪（TOF）和离子阱质谱仪（TRAP）。

5. 检测器

是接收离子束流的装置，目前常见检测器有高能打拿极、电子倍增器、光电倍增器和微通道板等。

6. 数据及供电系统

将接收来的电信号放大、处理并给出分析结果以及控制质谱仪各部分工作。

四、质谱仪扫描方式

1. 全扫描方式（Full Scan 扫描）

全扫描数据采集可以得到化合物的准分子离子，从而可判断出化合物的分子量，用于鉴别是否有未知物，并确认一些判断不清的化合物，如合成化合物的分子量及结构。

2. 选择离子监测（SIM）

SIM 用于检测已知或目标化合物，比全扫描方式能得到更高的灵敏度。这种数据采集的方式一般用在定量目标化合物之前，而且往往需要已知化合物的性质。若几种目标化合物用同样的数据采集方式监测，那么可以同时测定几种离子。

3. 母离子扫描（Precursor Ion Scan）

母离子扫描可用来鉴定和确认类型已知的化合物，尽管它们的母离子的质量可以不同，但在分裂过程中会生成共同的子离子，这种扫描功能在药物代谢研究中十分重要。

4. 子离子扫描（Product Ion Scan）

子离子扫描用于结构判断（得到化合物的二级谱图即碎片离子）和选择离子对作多重反应监测（MRM）。

5. 中性丢失扫描（Neutral Loss Scan）

中性丢失扫描可用来鉴定和确认类型已知的化合物，例如，新生儿遗传疾病筛查中的某些检测项目；也可以帮助进行未知物结构判断，例如，有中性丢失 18Da 的意味着-H_2O、28Da-CO、30Da-HCOH、32Da-CH_3OH、44Da-CO_2 等。

第三节　实验项目

实验一　家兔血浆中豆腐果苷与天麻素的含量测定

一、实验目的

（1）掌握液质联用仪的基本操作。
（2）熟悉液质联用仪的原理。
（3）了解液质联用仪在医药与食品领域的应用。

二、仪器与试剂

仪器：电子天平、旋涡混合器、离心机、氮吹仪、液质联用仪（见图 24-4）、超纯水仪。

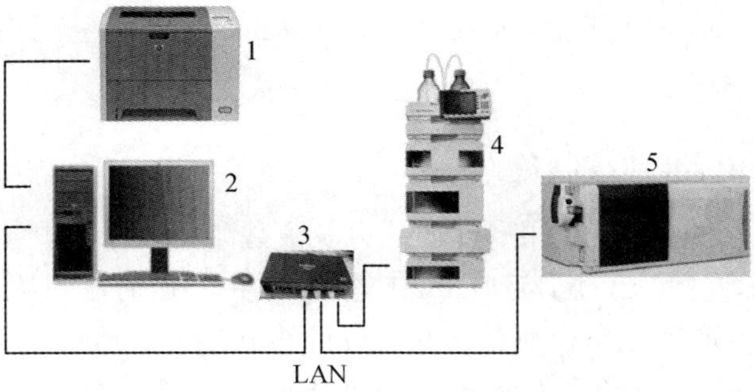

液质联用仪的操作

图 24-4　液质联用仪的组成

1—打印机；2—电子计算机；3—网络交换机；4—高效液相色谱仪；5—质谱仪

试剂：天麻素对照品、豆腐果苷对照品、阿魏酸、天麻素原料药、豆腐果苷原料药、色谱纯甲醇、色谱纯甲酸、生理盐水。

实验动物：雄性家兔 6 只，SPF 级。

三、实验内容

1. 色谱条件

安捷伦 C18 柱（4.6 mm×50 mm，1.7 μm）；流动相 A 为甲醇，B 为水（0.1% 甲酸），梯度洗脱（程序见表 24-1）；流速 0.4 mL/min；柱温 40 °C；进样量 2 μL。

表 24-1 梯度洗脱程序

时间/min	流动相 A-流动相 B
0	20∶80
4	80∶20
5	100∶0
8	20∶80

2. 质谱条件

安捷伦三重串联四级杆质谱，干燥气为氮气，干燥气温度为 350 °C，干燥气流速为 11 L/min，电喷雾离子源（ESI），毛细管电压为 4 kV，雾化电压为 40 psi，裂解电压为 105 V，离子化方式为负离子模式，碰撞能量为 15 V（天麻素）、10 V（豆腐果苷）、15 V（阿魏酸），检测方式为多重反应监测（MRM）方法，用于定量分析的离子对分别为 m/z329.1→m/z329.1（豆腐果苷，$[M+COOH]^-$）、m/z331.1→m/z331.1（天麻素，$[M+COOH]^-$）、m/z193.1→m/z193.1（阿魏酸，$[M-H]^-$）。

3. 样品处理

取血浆 0.5 mL，加入 0.5 mL 内标物阿魏酸（10 mg/L），加甲醇 4 mL，涡旋振荡 10 min，离心（16 000 rpm）10 min。取上清液，氮吹仪挥干，0.4 mL 流动相溶解残渣，离心（16 000 rpm）10 min 后取上清液待测。

4. 对照品溶液和标准曲线制备

精密称取天麻素对照品、豆腐果苷对照品以及阿魏酸（内标物）各 10 mg，流动相 B 定容到 10 mL，再分别取 100 μL 定容到 10 mL 容量瓶中，分别得到浓度为 10 mg/L 的对照品储备液和内标溶液。取家兔空白血浆 5 份，每份约 0.5 mL，然后分别加入 50 μL、75 μL、100 μL、200 μL、400 μL 豆腐果苷（10 mg/L）和 100 μL、150 μL、200 μL、400 μL、600 μL 天麻素（10 mg/L）对照品储备液以及 0.5 mL 内标溶液，加甲醇 4 mL。涡旋振荡 10 min，离心（16 000 rpm）10 min，分别取上清液，氮吹仪挥干，加入 0.4 mL 流动相 B，得到 0.125、0.187 5 mg/L、

0.250mg/L 、0.500 mg/L 、1.000 mg/L（豆腐果苷）和 0.250 mg/L 、0.375 mg/L 、0.500 mg/L 、1.000 mg/L 、1.500 mg/L（天麻素）系列浓度的混合对照品内标溶液，分别进样 2 μL。记录豆腐果苷与天麻素及内标物峰面积。以豆腐果苷与天麻素的峰面积分别与内标物峰面积的比值为纵坐标，浓度为横坐标，进行线性回归。

5. 样品测定

雄性家兔 6 只，禁食 12 h。市售豆腐果苷和天麻素原料药研细后用生理盐水溶解，浓度为 10 mg/mL，将豆腐果苷和天麻素同时灌胃给药，剂量均为 100 mg/kg，分别于给药前和给药后 10 min 从家兔耳缘静脉取血 0.5 mL 按照步骤 3 所述样品处理方法，将已经处理好的样品分别进样 2 μL，得到样品峰面积后带入标准曲线，计算血浆样品中药物的含量。

四、注意事项

1. 仪器开机

仪器从断电状态开机时，确认电源已经连接而且气振阀处于关闭后，打开仪器左侧板上的总电源，随后将前面板左下方的电源按键按下，真空泵即开始工作。在 2 ~ 3 min 后，仪器内置的系统启动完毕，可以开启 Masshunter 软件与仪器通信。等待四极杆温度达到 100 °C，高真空达到 3.3×10^{-5} Torr 之后，即可进行调谐或开始实验。注意，在仪器开始抽真空时，请不要打开前级泵上的气振阀，否则可能因为回油而污染真空腔体内部。

2. 仪器关机

如需放空系统真空，彻底关闭系统，请获得系统管理员认可后，选择 Masshunter 的质谱仪器图标。点击左键，选择 Vent。等待真空泵停转且内部真空放空后，系统会给出放空完成的提示，此时方可关闭电源。等待时间为 15 ~ 30 min。

3. 防止污染质谱仪

液质联用仪要注意“干净”，主要表现在：① 流动相要干净。试剂要尽量用进口试剂，同时流动相用的水也一定要干净，不能有磷酸盐等不挥发物，这些物质会防碍带电液滴表面挥发，增加电荷中和的可能。② 样品前处理要尽量干净。在仪器设置中，将非出峰时间的流动相排除于质谱之外。③ 在满足灵敏度的前提下，流动相的用量尽量少，进样量尽量小，进样浓度尽量低。④ 离子源要常清洗，样品量大时，每天清洗一次。⑤ 做完样品后，在冲柱开始前，记得将流动相流路转向废液端。

4. 系统安全

质谱连接的计算机禁止更改网络设置，禁止安装防火墙。尽量避免使用 U 盘等移动存储设备，请使用光盘刻录来完成数据的拷贝。

五、思考题

（1）为什么要进行样品预处理？
（2）试比较几种扫描模式的应用范围和扫描的灵敏度。
（3）对生物样品进行液质联用分析时，还有哪些其他的预处理方法？
（4）液相进行梯度洗脱的原因是什么？

第二十五章　次甲基蓝在活性炭上吸附比表面积的测定

第一节　次甲基蓝的结构与性质

次甲基蓝是一个具有矩形结构的分子，结构如图 25-1 所示。在水溶液中会形成一价有机阳离子型的季铵盐离子，X 射线衍射实验证实其阳离子的大小为 17.0×10^{-10} m $\times7.6\times10^{-10}$ m $\times3.25\times10^{-10}$ m 。

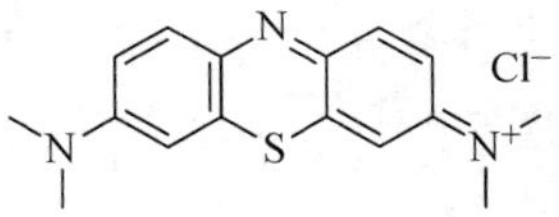

图 25-1　次甲基蓝结构

有研究表明，活性炭对次甲基蓝的吸附，在一定的浓度范围内是单分子层吸附，符合朗格缪尔（Langmuir）型吸附。

测定固体比表面积的方法很多，常用的有 BET 低温吸附法、电子显微镜法和气相色谱法，但它们都需要复杂的仪器装置或较长的实验时间。而溶液吸附法虽然误差较大，但使用的仪器简单，操作方便，同时还便于初学者理解 Langmuir 单分子层吸附的原理，因而比较实用。本实验用次甲基蓝水溶液吸附法测定活性炭的比表面积。

第二节　实验项目

实验一　溶液吸附法测定活性炭的比表面积

一、实验目的

（1）掌握用溶液吸附法测定活性炭的比表面积。

（2）熟悉溶液吸附法测定比表面积的基本原理及测定方法。

（3）了解活性炭在日常生活中的用途。

二、实验原理

比表面积是指单位质量（或单位体积）的物质所具有的表面积，其数值与分散粒子大小有关。

活性炭对次甲基蓝的吸附，在一定的浓度范围内是单分子层吸附，符合朗格缪尔（Langmuir）吸附等温式。根据朗格缪尔单分子层吸附理论，当次甲基蓝与活性炭达到饱和吸附后，吸附与脱附处于动态平衡，这时次甲基蓝分子铺满整个活性炭颗粒表面而不留下空位。此时吸附剂活性炭的比表面积可按下式计算：

$$S_0 = \frac{(C_0 - C)G}{W} \times 2.45 \times 10^6 \tag{25-1}$$

式中，S_0 为比表面积（m^2/kg）；C_0 为原始溶液的浓度；C 为平衡溶液的浓度；G 为溶液的加入量（kg）；W 为吸附剂试样质量（kg）；2.45×10^6 是 1 kg 次甲基蓝可覆盖活性炭样品的面积（m^2/kg）。

本实验溶液浓度的测量是借助于分光光度计来完成的，根据光吸收定律，当入射光为一定波长的单色光时，某溶液的吸光度与溶液中有色物质的浓度及溶液的厚度成正比，即：

$$A = KCL$$

式中，A 为吸光度；K 为常数；C 为溶液浓度；L 为液层厚度。

实验首先测定一系列已知浓度的次甲基蓝溶液的吸光度，绘出 A-C 工作曲线，然后测定次甲基蓝原始溶液及平衡溶液的吸光度，再在 A-C 曲线上查得对应的浓度值，代入式（25-1）计算比表面积。

三、仪器与试剂

仪器：分光光度计 1 套、振荡器 1 台、马福炉、电子天平 1 台、离心机 1 台、三角烧瓶（100 mL，3 只）、容量瓶（500 mL，4 只、100 mL，5 只）。

试剂：次甲基蓝原始溶液（2 g/L）、次甲基蓝标准溶液（0.1 g/L）、颗粒活性炭。

四、实验内容

1. 活化样品

将活性炭置于瓷坩埚中放入 500 °C 马福炉中活化 1 h（或在真空箱中 300 °C 活化 1 h），

然后置于干燥器中备用。

2. 溶液吸附

取 100 mL 三角烧瓶 3 只，分别放入准确称取活化过的活性炭约 0.1 g，再加入 40 g 浓度为 2 g/L 的次甲基蓝原始溶液，塞上橡皮塞，然后放在振荡器上振荡 3 h。

3. 配制次甲基蓝标准溶液

用电子天平分别称取 4 g、6 g、8 g、10 g、12 g 浓度为 0.1 g/L 的标准次甲基蓝溶液于 100 mL 容量瓶中，用蒸馏水稀释至刻度，即得浓度分别为 4 g/L、6 g/L、8 g/L、10 g/L、12 g/L 的标准溶液。

4. 原始溶液的稀释

为了准确测定原始溶液的浓度，在台称上称取浓度为 2 g/L 的原始溶液 2.5 g 放入 500 mL 容量瓶中，稀释至刻度。

5. 平衡液处理

样品振荡 3 h 后，取平衡溶液 5 mL 放入离心管中，用离心机离心 10 min，得到澄清的上层溶液。取 2.5 g 澄清液放入 500 mL 容量瓶中，并用蒸馏水稀释至刻度。

6. 选择工作波长

用 6 mg/L 的标准溶液和 0.5 cm 的比色皿，以蒸馏水为空白液，在 500 ~ 700 nm 波长范围内测量吸光度，以最大吸收时的波长作为工作波长。

7. 测量吸光度

在工作波长下，依次分别测定 4 mg/L、6 mg/L、8 mg/L、10 mg/L、12 mg/L 的标准溶液的吸光度，以及稀释以后的原始溶液及平衡溶液的吸光度。

8. 数据处理

（1）作 A-C 工作曲线。

（2）求次甲基蓝原始溶液的浓度 C_0 和平衡溶液的浓度 C。从 A-C 工作曲线上查得对应的浓度，然后乘以稀释倍数 200，即得 C_0 和 C。

（3）计算比表面积，求平均值。

五、注意事项

（1）标准溶液的浓度要准确配制。

（2）活性炭颗粒要均匀并干燥，且三份称重应尽量接近。

（3）振荡时间要充足，以达到饱和吸附，一般不应小于 3 h。

六、思考题

（1）比表面的测定与温度、吸附质的浓度、吸附剂颗粒、吸附时间等有什么关系？

（2）用分光光度计测定次甲基蓝水溶液的浓度时，为什么还要将溶液再稀释到 mg/L 级浓度才进行测量？

（3）固体在稀溶液中对溶质分子的吸附与固体在气相中对气体分子的吸附有何共同点和区别？

（4）溶液产生吸附时，如何判断其达到平衡？

第二十六章　设计性实验——药物稳定性及有效期测定

一、实验目的

（1）培养学生独立思考、独立设计实验的能力。
（2）掌握化学反应动力学方程和温度对化学反应速率常数的影响。
（3）熟悉药物的结构特点及其影响稳定性的因素。
（4）了解药物含量测定方法，设计化学动力学实验

二、实验原理

药品的稳定性是指原料药及制剂保持其物理、化学、生物学和微生物学的性质，通过对原料药和制剂在不同条件（如温度、湿度、光线等）下稳定性的研究，掌握药品质量随时间变化的规律，为药品的生产、包装、贮存条件和有效期的确定提供依据，以确保临床用药的安全性和临床疗效。

稳定性研究是药品质量控制研究的主要内容之一，与药品质量研究和质量标准的建立紧密相关。稳定性研究具有阶段性特点，贯穿药品研究与开发的全过程，一般始于药品的临床前研究，在药品临床研究期间和上市后还应继续进行稳定性研究。

《化学药物稳定性研究技术指导原则》中详细规定了样品的考察项目、考察内容以及考察方法，不仅为药品的生产、包装、贮存、运输条件和有效期的确定提供了科学依据，也保障了药品使用的安全有效性。

稳定性研究的设计应根据不同的研究目的，结合原料药的理化性质、剂型的特点和具体的处方及工艺条件进行。根据研究目的和条件的不同，稳定性研究内容可分为影响因素试验、加速试验、长期试验等。

本设计实验要求学生自行查阅相关文献，结合实验室的实际情况，选择合适的实验方法，自主设计实验方案，独立完成实验操作和数据处理，对某一药物的贮存有效期进行预测。

三、实验设计提示

（1）药物选择：四环素水溶液（pH = 6），或维生素 C 注射液。

（2）查阅相关文献，了解药物性质的特点，了解和借鉴他人研究四环素水溶液或维生素 C 化学稳定性的方法。查阅文献时，使用的关键词（供参考）：四环素、维生素 C、稳定性、有效期。

（3）通过加温加速实验，预测药物稳定性。通过快速实验得到的数据计算正常条件下药物的正常有效期。

（4）设计实验方案时，应充分注意实验室的条件。

四、实验要求

（1）请自己设计出一个合理的实验方案交老师审核。

（2）根据自己设计的并经老师审核的方案配制所需药品，选择所需仪器，确定实验条件。

（3）实验测试、计算结果，绘制图表。

（4）按正式发表论文的格式（可参照医学院的学报）撰写实验报告。

参考文献

[1] 吴江. 大学基础化学实验[M]. 北京：化学工业出版社，2005.

[2] 何玉萼. 物理化学实验[M]. 成都：四川大学出版社，1993.

[3] 王军. 物理化学实验[M]. 北京：化学工业出版社，2010.

[4] 王传胜. 无机化学实验[M]. 北京：化学工业出版社，2007.

[5] 郎建平. 无机化学实验[M]. 南京：南京大学出版社，2009.

[6] 赵剑英. 有机化学实验[M]. 北京：化学工业出版社，2009.

[7] 李发美. 分析化学[M]. 6 版. 北京：人民卫生出版社，2006.

[8] 胡琴. 分析化学（案例版）[M]. 北京：科学出版社，2009.

[9] 孙毓庆. 分析化学实验[M]. 2 版. 北京：人民卫生出版社，2002.

[10] Douglas A.Skoog. Principles of Instrumental Analysis 6th.edn 2007.